青春文庫

他人《ひと》にも自分にも やさしくなりたいあなたへ

人間関係のモヤモヤから抜け出し、ラクに生きる方法

長沼睦雄

青春出版社

はじめに

人間関係をスムーズにするカギは「あなたの中」にある

職場、友人、家族……。自分を取り巻く人間関係に「疲れた」と、思うことはありませんか?

どんな場所でも比較的安定した人間関係を築ける人たちがいるいっぽうで、なぜかいつも人間関係の悩みを抱えてしまう人たちがいます。

本書を手にとったあなたもおそらく人との関係がうまくいかないことに長い間悩んでこられたのではないでしょうか。

精神科医として、心に悩みを抱えた人たちの診察と治療にあたって30年以上がたちました。ここ最近、増えてきたと実感するのが「人間関係のストレスで精神的に追いつめられた方々」です。

うまく自分の意見を言えないために、自分勝手な人の言動に振り回される。
ちょっとしたことで、「あの人に嫌われたのではないか」と不安になる。
誰に対しても心を開けず、本当に信頼できる人がいない。
恋人や親友にベッタリと依存してしまい、結局、相手に愛想をつかされる。

このような方が少なくありません。

また、親しい相手に対して、ささいな言動にも腹を立てて怒りをぶつけてしまい、そのたびにひどい自己嫌悪に襲われる……という方もよくいらっしゃいます。

つまり多くの方が、他人《ひと》にも、そして、自分自身にもやさしくなれないことで悩んでいるわけです。

とくに最近のコロナ禍では、授業や仕事がリモートとなるなど、「生身」の人と接する機会が著しく減っています。その結果、孤立した多くの方たちが、人間関係を築く「能力」を急速に失っているようにも思われます。

私の診療所にもこのようなさまざまな悩みを抱えて訪れる方が数多くいます。

そういった方たちのほとんどが、「うまくいかないのは、ネガティブな自分のせいだ」「気弱な性格だから、主張できずに相手に振り回されるんだ」「怒りっぽい自分が悪いんだ」などと、自分自身を責めてしまいます。


しかし、これらの現象を引き起こしている根本的な原因は、あなたが抱えている「発達性トラウマ」にあるのかもしれません。


発達性トラウマ——。それは、幼少期の育ちの中で受けた「心の傷」のことで、その原因はさまざまです。

親や兄弟、教師から暴力や言葉による脅かしを受けたり、両親に十分な愛情を注いでもらえなかったり、虐待にも近い厳しいしつけを受けつづけたりすることは、もちろん原因になります。

さらには「いつも話を聞いてもらえなかった」「弟のほうがかわいがられてい

た」といった他人の目には、小さなことに思える事柄も原因となりえるのです。

原因がなんであれ、幼年期に負ったこのような心の傷が大人になっても癒えることなく残りつづけていると、心身にさまざまな「症状」が現れます。そして、その典型的なものが、「他人とうまく関われない」という現象なのです。

「まさか、私にはトラウマなんてあるわけがない」と思っている方もいらっしゃるでしょう。しかし、自分の中のトラウマに気づくことは非常にむずかしいのです。

なぜなら、その記憶は当人にとって思い出すのもつらすぎる、怖すぎるものであるために、瞬間的に冷凍されて、記憶の奥底にしまわれてしまうからです。

そのため「トラウマなどない」と思い込んでいる人こそ、かえってトラウマに**悩まされている可能性が大きいともいえます。**

もしあなたが長い間、対人関係で同じようなトラブルをくりかえしているとしたら、そして、解決法を見出すことができないでいるとしたら、発達性トラウマの可能性を疑ってみるのがいいでしょう。

本書では、発達性トラウマとは何か。なぜ、発達性トラウマが人間関係のトラブルを生むのか。そして、発達性トラウマを抱えていることがわかったとき、どうすればよいのか。さらには、トラウマから生まれる寂しさや孤独感の克服法まで、詳しくお伝えします。

まずは発達性トラウマという、新しい概念について知ることから始めましょう。**発達性トラウマを知ることは、自分自身の心を、そして、自分という人間をより深く知ることにつながるはずです。**

本書によって、ひとりでも多くの方が発達性トラウマという見えない鎖から解放され、自由に自分らしく、心地よい人間関係を築けるようになっていただけたら、著者としてこれ以上の喜びはありません。

とかちむつみのクリニック院長　長沼睦雄

『他人《ひと》にも自分にもやさしくなりたいあなたへ』　目次

第1章　いつも人間関係で悩んでしまうのは、なぜ？

―― "発達性トラウマ" という原因を知る

第2章

「心の荷物」は知らないうちに増えていく
――発達性トラウマに気づくために

第3章

なぜ、発達性トラウマが人間関係をこじらせるのか

――抑えきれない感情は、あなたのせいではありません

第4章 人間関係の悩みを手放す方法

——自分に寄り添うと、毎日がラクになる

第5章
自分の人生を取り戻すために
——発達性トラウマとどう向き合うか

カバーイラスト……AiLeeN
本文イラスト……かりた
本文デザイン……青木佐和子
DTP……キャップス
編集協力……横田緑

本書は、2018年に小社より刊行した『他人とうまく関われない自分が変わる本』を文庫収録にあたり改題し、再編集したものです。

第1章

いつも人間関係で悩んでしまうのは、なぜ？

“発達性トラウマ”という原因を知る

人間関係の悩みには2パターンある

なぜか、他人とうまくいかない人たち

人間関係に悩みを抱えたことがない人はいないでしょう。

しかし、仕事でもプライベートでも、比較的安定した関係を保てる人と、なぜかいつも対人関係の悩みを抱えてしまう人がいます。

この違いは、なぜ生まれるのでしょうか。

私のクリニックに来院される方も、ほとんど全員が、何かしら人間関係の悩みを抱えています。

さまざまな方のお話を聞く中で、「人間関係の悩み」には大きく2通りあると思うようになりました。

ひとつが**職場や学校などでの「浅く広い人間関係」**に悩みを抱えるケースです。

このケースでは、「とにかく人と話すのが苦手」「職場や学校でのつき合いが煩わしく、ストレスを感じる」「友だちが少なく、孤立感を感じる」といった悩みを抱えている方が多くいらっしゃいます。

他人と話すのが苦手で、人との関わりをできるだけ避け、自分の世界に閉じこもりがち。また、他人と深く関わることで自分が傷つくこと、さらには相手を傷つけることが怖くて、どんな友人にも心を開けない……。他者とのコミュニケーションが苦手な方が、職場や学校などの「コミュニケーションをとらざるを得ない場」で長時間過ごせば、人間関係に悩むのは当然のことかもしれません。

そして、もうひとつが**身近な人たちとの「狭く深い人間関係」**がうまくいかないケースです。

職場や学校などの浅く広い関係の中ではうまくやれるものの、家族や親友、恋人などの身近な人たちとの親密な関係において、トラブルが絶えなかったり、よい関係を築けない……というのが、このケースに当てはまります。

身近な人の言動につねに振り回される、家族間のケンカが日常茶飯事で円滑なコミュニケーションをとれない……など。このような方は、狭く深い関係の中で他人とうまく関われないことに苦しんでいるといえるでしょう。

「関係を壊してしまう人」の心の中にあるもの

また、恋人に「依存」したり、恋人を「支配」したりしてしまう方も、狭く深い関係がうまくいっていないといえます。「何をおいても恋人を優先する」「恋人からのメールの返信が少しでも遅いと不安になる」「相手にもつねに自分を優先してほしいと思い、それを強制する」……。

その気持ちを相手が喜んでくれているうちは問題ないのですが、依存がエスカレートして相手がそれを重荷と感じ別れにいたるようであれば、これは他者との関係がうまく築けていないということになります。

さらに、誰に対しても親切で、自分を犠牲にしても人の役に立ちたいと「**いつも他人のことを考えて行動している人**」。自己中心的な人間とは対極にあるような、このような人たちなら、誰とでもいい関係が築けそうですが、実はこのような方たちも、他者との関係がうまく築けないことが多いのです。

このような人は、たとえ相手から失礼なことを言われても、ニコニコしています。

また、相手の図々しい頼みにも快く応じます。相手に嫌な思いをさせたくない、迷惑をかけたくないという気持ちばかりが先行して、つねに自分の気持ちや感情を抑え込んでいるのです。

そのため、心のどこかにもやもやとした、釈然としないものをいつも感じていて、ときには、自分が卑屈な人間のように思えてきます。

この場合ですと、友人や仲間がいても、信頼関係に基づいた対等な関係ではないため、一緒にいることを心から楽しむことができません。そして、溜まったマイナス感情が一気に爆発して怒りとなって噴出し、関係を突発的に壊してしまうこともあるのです。

性格や相性よりも、大事なことがある

なぜ、他人とうまく話せないのか。コミュニケーションをとることに苦手意識を感じてしまうのか。

なぜいつも他者に振り回されてしまうのか。逆に、関わることを避けてしまったり、怒りをぶつけてしまうのか……。

他人とうまくいかない方は、その原因を自分や相手の性格、あるいは相性の問題として考えがちです。

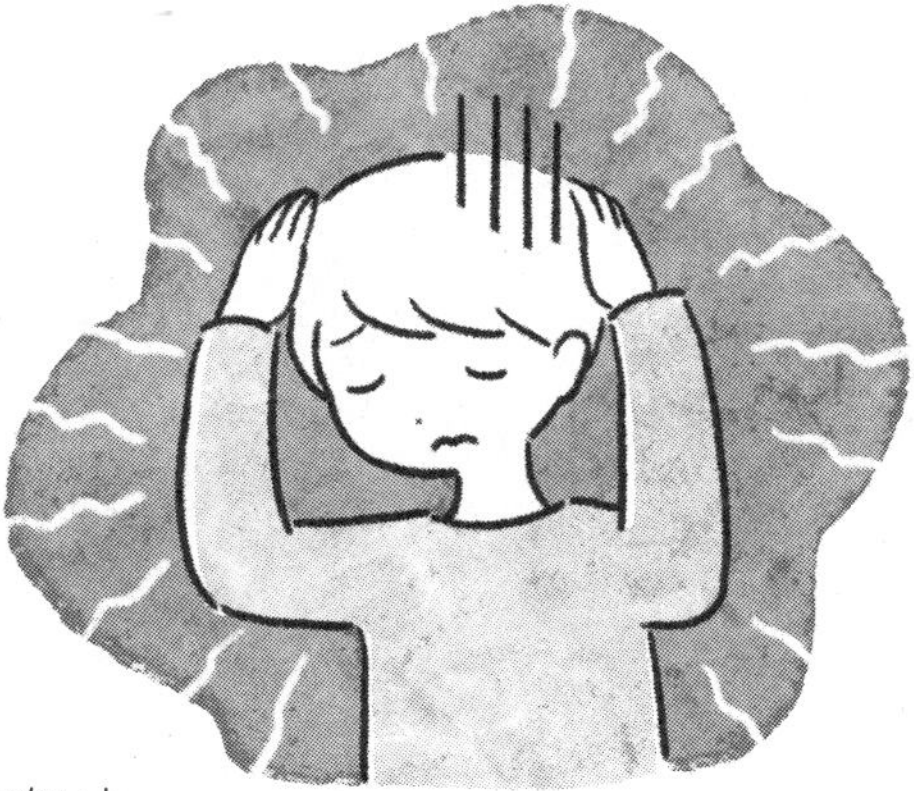

うまくいかないと
自分を責めてしまう人も多い

「気弱な性格だから主張できずに、振り回される」

「私の器が小さいから、相手のことをわかってあげられない」

「弱い自分のせいで、また彼に依存して重い女になってしまった」

このように「自分のことを責める」方も多くいます。


たしかに対人関係のトラブルは、自分や相手の性格によるところ、さらには、おたがいの考え方、価値観などを含む相性の問題が大きな要因になります。

また、自分とまったく違う人間と一緒

につくりあげるのが人間関係ですから、悩みの原因は性格や価値観だけにとどまらず、自分や相手のおかれている環境やそのときの状況など、さまざまな要因と絡まり合って存在するのです。

そのような「人間関係がうまくいかない要因」のひとつでありながら、これまでほとんど議論されてこなかったのが、本書でお話しする「**発達性トラウマ**」です。

他人とコミュニケーションをとるのが苦手、人と関わることが怖い、対人関係においていつも同じような問題にぶつかる……という場合には、これからお話しする「発達性トラウマ」が、関係している可能性があるのです。

子どものころのささいな出来事が、人間関係を歪ませていた！

知らない間に抱えている「発達性トラウマ」とは

発達性トラウマ——。この言葉をはじめて耳になさる方も多いことでしょう。

トラウマとは、心に受けた傷が治らないまま残っている状態のことです。

そして、**発達性トラウマとは、幼少期の育ちの中で受けた未回復の心の傷のことを指します。**

発達期にある子どものころに受けたトラウマが、大人になっても残ったままになっていることで、その後の心身の発達に大きな影響を与えます。

その**影響のひとつに「他者と好ましい人間関係が築けない」というものがあり**

ます。

発達性トラウマが生じる原因はさまざまです。

両親や教師から、暴力や言葉による脅かしなどのいわゆる「虐待」といわれる行為を受けたり、両親のケンカを見せられたり、子育てを放棄した親に愛情を注いでもらえなかったり、支配的なしつけを受けつづけたり……といったことは、もちろん原因になります。

しかし、それだけではなく、敏感な子どもでは、日常生活の「何気ない関わり」の中の小さな出来事がトラウマの原因となることも、少なくないのです。

たとえば「いつも親に話を聞いてもらえなかった」「兄弟のほうが、つねに大切にされているように感じた」「頑張ったのに、母親にずっとほめてもらえなかった」など、他人からすれば〝ちょっとしたこと〟と思われそうな出来事でも、トラウマの原因になります。

本書では、そのような「小さな出来事」で発生したものも、発達性トラウマと定義して、話を進めていきます。

発達性トラウマが、自己肯定感に与える影響

発達性トラウマを抱えている多くの人は、他者との関係を築くときの基礎である大事なものを育てることができていません。

そのために、他者との関わりがうまくいかなくなるのです。

その大事なものとは「**自己肯定感**」です。

自己肯定感とは、その言葉通り、**自分は「それでいい」と、自分で自分の弱さをも肯定する気持ち、自分を価値あるひとりの人間として認める気持ち**です。

自分を認める気持ちである自己肯定感と人間関係は、一見関係ないことのように思えるかもしれません。しかし、他者と好ましい関係を築いていくうえで、自己肯定感は欠かせないものなのです。

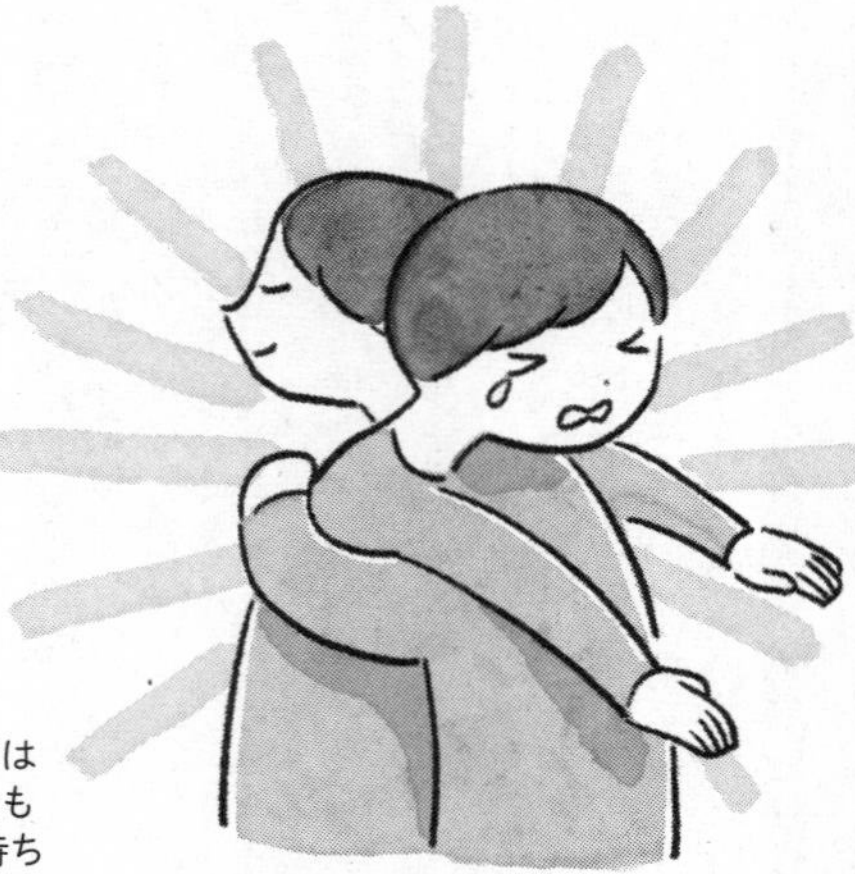
自己肯定感とは
自分の弱さをも
肯定する気持ち

幼いころに、親や学校の先生から、理由もなく冷たくされたり、自分や自分の好きなことをバカにされたり、さらには暴言や暴力を受けたりがくりかえされると、人を信頼できなくなり、治りきらない心の傷をつくります。

このような出来事が起きると、その後、その人は「自分なんか、すぐに見捨てられるのではないか」という不安を心の奥底に抱えて生きるようになります。

人を信頼できず、心の中は不安でいっぱいで生きていれば、自分を価値ある人間と思う心、自己肯定感は育ちません。

発達性トラウマを抱える人が苦しみやすい人間関係を、大きく2タイプに分けて説明していきましょう。

タイプ① 他人の言動に振り回され、他者に依存しやすい

幼いころの経験によって自己肯定感が育たず、自分に自信がなくなると、他人に嫌われたり、見捨てられたり、否定されたりする恐怖が人一倍強くなります。

その結果、「他人と話すのが苦手」「職場や学校でのつき合いが煩わしく、ストレスを感じる」「友人が少なく、孤立感を感じる」といった、浅く広い関係でのコミュニケーションの悩みを抱えるようになります。

また、自己肯定感が低いと、つねに相手の顔色をうかがうこと、さらには相手の考えに嫌と言うことなく従うことが当たり前になっていきます。

そして、「そのようにふるまっていること」が相手にわかられないように仮面

をかぶることが、一種の処世術として、また、自分の心を安定させる方法として、身についてしまうのです。そのため、自分で何かを決めたり、自分の意見をもつことができません。

自分で考え、物事を決定し、それを周囲に受け入れてもらう経験が少ないと、自分が何をしたくて、何が欲しいのかが、徐々にわからなくなっていきます。

さらに、愛情や承認を求める気持ちばかりが強くなり、自分のことを後回しにして相手の要求に応えてしまうようになります。つまり、人の言動にとことん振り回されやすくなるのです。

このタイプの方は、先にお話しした**恋愛における「依存」や「支配」が起きやすいタイプ**でもあります。見捨てられたり、否定されたりすることへの不安が強いために、相手に依存する気持ちや、逆に相手を支配する気持ちが強くなってしまうのです。

タイプ②「親密な関係」が築けない

このタイプも先の「他人の言動に振り回され、他者に依存しやすい」人と同様に、幼少期の経験がトラウマとなり、自己肯定感を育てることができていません。しかし、「自信のなさ」や「愛情を求める気持ち」の現れ方が、①とは反対になります。**関係する相手と距離をとってしまう**のです。

①が相手に見捨てられることを恐れ、相手にすがりつくタイプだとしたら、こちらは最初から相手と親密になることを回避します。

不安や恐怖が強く、自分に自信がないので、自分が相手をがっかりさせたり傷つけてしまうことをつねに恐れています。そのため、たとえ親友や恋人であっても、どこかよそよそしくなってしまい、「腹を割って話す」ということを避けてしまいます。

近づきすぎておたがいに傷つくぐらいなら、最初から親密な関係にならないほうがいいのです。

また、他者との関係を回避する人も、他人からの評価に対して敏感です。まわりの人から少しでも否定的なことを言われると、深く傷ついてしまう自分のことを心の奥でわかっていて、否定されることを極度に恐れます。

友人であれ、恋人であれ、親密になると自分がダメな人間だということに気づかれてしまうかもしれない、失敗する場面も見られてしまうかもしれない……。そう考えると、表面的なつき合いに終始するほうがいい、親密な関係を打ち立てるのは面倒だ、ということになるわけです。

そのいっぽうで、幼いころからある「愛情を求める心」も強く働いています。そのため、恋人と一緒に暮らしはじめたときなどには、相手と距離を縮めたいという衝動と、距離をおきたいという気持ちとの間で引き裂かれた状態となり、どちらが自分の本心なのかもわからずに混乱をきたしてしまうのです。

このような状態は、精神科医の斎藤環氏のいうところの「承認の葛藤」と相通じる心理状態だと私は考えています。

相手に認めてもらいたいと切望しながら、そのいっぽうで、認めてもらえないかもしれないという、強い恐怖感がある……。この矛盾した状態の中で苦悶するのが、承認の葛藤といわれるものです。

人によっては、承認の葛藤の中で矛盾を解消するために、「どうせ私なんか」という低い自己評価を下して、承認を求めることを断念しようとします。これは相手に承認されなければ、心が壊れてしまうかもしれないという恐怖心があるからです。

「それならば最初から承認されないほうがいい」という思いが、「どうせ私なんか」という考えにつながり、その考えで自分を守ろうとするわけです。

斎藤氏は、この状態を「プライドと自己卑下の混在」と呼んでいます。

発達性トラウマがあって、親密な関係を回避しようとする人の陥りやすい心理的状態には、この高いプライドと低い自尊心の混在があると考えられます。

心の傷が「コミュニケーション下手な脳」をつくる

脳内ネットワークの異常で、人間関係が苦手に

実は、発達性トラウマが「人間関係のトラブルを生む原因」となるのは、心に大きな影響をもたらすからだけではありません。

発達性トラウマによって「人間関係を円滑にするための脳内ネットワーク（神経回路）」に異常が生じることもあるのです。

不安な気持ちに対処したり、相手に共感したり、相手の身になって考えたり……。私たちが何か行動を起こすときには、その働きを担当する脳の部位だけが単独で働くことはほとんどありません。

脳内にはいくつもの脳内ネットワークがあり、離れた場所が同時に働いて機能します。そして、その脳内ネットワーク内の複数の部位が共同で働くことで、「不安や恐怖に対処する」「相手に共感する」「相手の身になって考える」などといった、特定の機能が果たせるのです。

そのため、ある脳内ネットワークに障害が起きると、ふだんはスムーズにできていることがうまくできなくなったりします。感情や思考をコントロールすることがむずかしくなったり、コミュニケーション力が不足したり……といったことが起こるのです。

では、発達性トラウマが脳内にどのような異変を起こすのか、順を追って説明していきましょう。

脳内ネットワークの中には、他者とコミュニケーションをとったり、社会生活を送るうえで重要なカギとなる「**社会性脳**」のネットワークがあります。

社会性脳はおもに、つぎの5つの回路から成っています。

◎不安や恐怖を強く感じる「恐怖の回路」
◎他人の感情や感覚に共感するための「共感の回路」
◎無意識に相手と同じ行動をとる「同調の回路」
◎他者視点をもち、自分を客観視するための「心の理論の回路」
◎何も意識しない安静時に働く「デフォルトモードの回路」

これら5つのうち、恐怖の回路の中心的な役割を果たすのが、「扁桃体《へんとうたい》」という部位です。扁桃体は、進化の過程の早い時期から存在し、生物には欠かせないもので、扁桃体がある部分は古い脳と呼ばれます。すぐそばに「海馬《かいば》」という記憶を司《つかさど》る部位があることから、記憶にも大きな影響があります。

いっぽう、共感や同調、心の理論、デフォルトモードの回路は、進化の過程で… 脳の部位 …

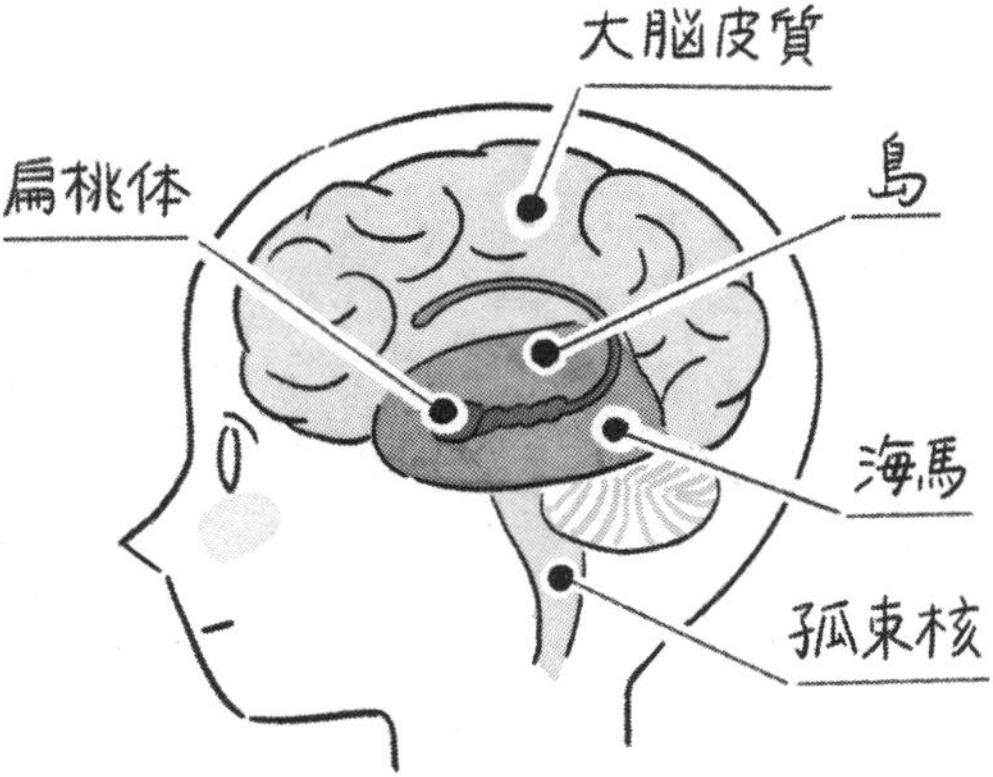

比較的最近できた新しい脳である「大脳皮質」にあります。

デフォルトモードという言葉をはじめて聞いた方もいるでしょう。**デフォルトモードの回路**とは、脳が意識的な活動をしないときに働かせている「さまざまなことが自然と頭の中に思い浮かんでくるとき」の回路です。

これら5つの回路が統合的に、かつ柔軟に機能することで、私たちは社会性を発揮することができます。

しかし、**子どものころにトラウマを負うと、これらの回路のやりとりが弱くな**

ってしまうと考えられています。

これらの脳内ネットワークの働きが弱ければ、理性と情動の結びつきが弱くなり社会性も十分に発揮されません。

その結果、人間関係を築くのが苦手になったり、「つき合い下手」「社交下手」な自分に悩まされたりするのです。

「自分にはトラウマはない」と思っていませんか？

発達性トラウマが「見逃されやすい」理由

発達性トラウマ（発達性トラウマ障害）という概念がはじめて提唱されたのは、2005年のことでした。

提唱者はトラウマ研究の世界的権威で、ボストン大学医学部のベッセル・ヴァン・デア・コーク教授です。この概念は、アメリカ精神医学界の精神科診断基準を記した書である『DSM－5』（2014年度版）に試案として提唱されました。

発達性トラウマ障害とは、「小児期あるいは思春期早期から、1年以上にわたって継続して、かつ、反復的に深刻な暴力を受けたり、目撃する」、または「親の離婚などによって親が何度も変わったり、ネグレクト（育児放棄）などを受ける」ことによって負ったトラウマ（心の傷）のことを指します。

しかし、子どものころのトラウマを抱えている人の中には、この基準には達しない程度にトラウマをもっている人も多くいるのです。そのため本書では、発達性トラウマ障害の概念そのものではなく、診断基準に満たない発達性トラウマ、そして、それによる影響で生じる諸症状のことも含めて話を進めていきます。

発達性トラウマ障害やその諸症状は国際診断基準に採択されていなかったため、これまで医療や司法の現場では見逃されたり、十分に把握されないことが多かったのです。

専門家の間でさえいまだ十分に把握されていないのですから、トラウマ症状に悩んでいる本人やその家族が、その症状に気づくことは、むずかしいでしょう。

また、発達性トラウマにかぎらず、**トラウマというもの自体が、それを負っている本人には気づかれにくいものなのです。**

それというのも、トラウマ体験の記憶は、当人にとっては思い出すのもつらすぎる、怖すぎるために、凍結保存され、抑圧されて、記憶の奥底にしまい込まれているからです。

自分にはトラウマはないと思っている人でも、潜在的な発達性トラウマを抱えている可能性があります。

うつ、不安障害、気分障害などの背景にトラウマがあることも

トラウマの治療で、症状が改善

他人とよい関係を築けずに悩んでいる方の中には、もしかすると、病院や専門機関で気分障害、不安障害、人格障害……などと診断され、薬を飲んでいる方がいるかもしれません。

実は、それらの原因として、発達性トラウマがひそんでいることは、めずらしくありません。

さらに発達性トラウマが、それらの病気をより重症化させていることもあるのです。

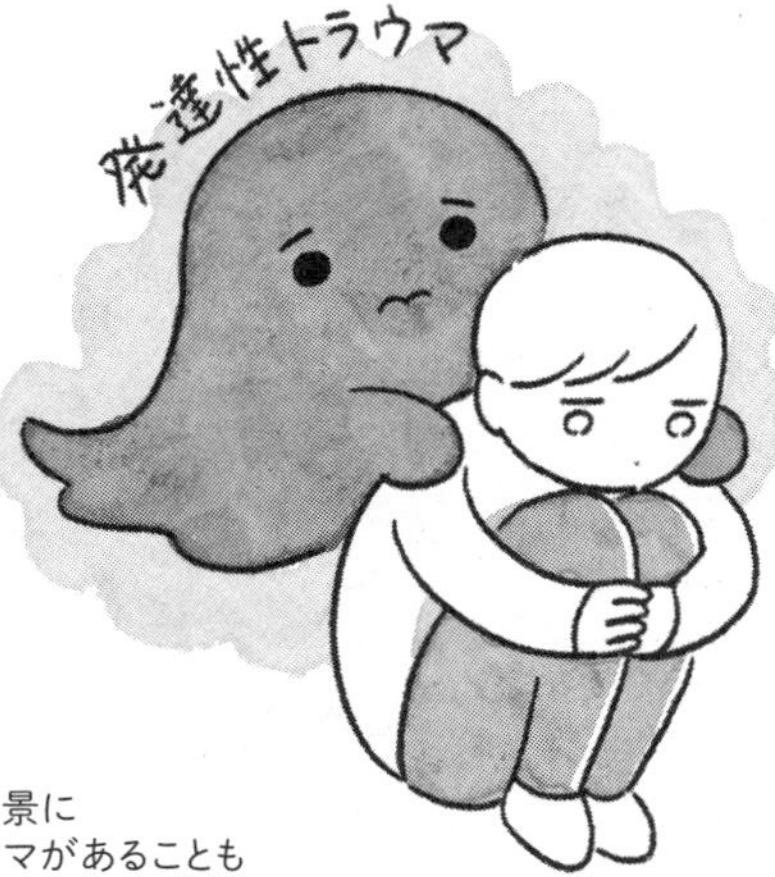

うつなどの背景に
発達性トラウマがあることも

人間関係に悩みつづけて何年もたつけれど出口が見えない方、いつも同じような対人関係のトラブルを抱えてしまう方、精神症状の治療をしているにもかかわらず、いっこうに回復しない方は、発達性トラウマの影響も考えてみるとよいと思います。

私のクリニックでも、うつ病やそううつ病、不安障害の患者さんに発達性トラウマの診断と治療をすることがよくあります。

また、すぐには治らないまでも、**発達**

性トラウマの治療をしたら、薬を飲んでもそれまでなかなか改善しなかった症状が改善した患者さんも多くいます。発達性トラウマが背後で影響していたと考えられます。

発達性トラウマによる症状は多岐にわたりますが、「トラウマの記憶が記憶の奥底にしまい込まれてしまったり、トラウマを受けたときにその瞬間だけ意識がなくなる」というトラウマの特性によって、当人もまわりも、トラウマに気づけないことが、少なくありません。

もちろん、何でもかんでも「発達性トラウマの影響だ」というつもりはありません。しかし、もし解決できない悩みを抱えているのであれば、発達性トラウマの影響を疑ってみることです。

心の傷を抱えて育つ人が増えている

なぜ、虐待は増えつづけているのか

心に悩みを抱えた人たちの診察と治療にあたって30年以上がたちます。

さまざまな患者さんと向き合ってきましたが、この20年ほどでとくに増えてきたのが、人間関係のストレスで精神的に追いつめられた人たちです。

一見、目の前の人間関係だけに苦しんでいるように見える方であっても、過去の話を聞いたり、催眠療法などによって幼いころの自分に戻っていただくと、長く抑圧してきた親や兄弟へのネガティブな感情が急に出てきて、涙ぐんだり泣きだしたりします。そして、子どものころのつらい経験について語りだすのです。

厚生労働省によると、2020年度に全国の児童相談所が児童虐待に対応した件数は、20万5029件で、前年度より5・8％増えていました。厚生労働省が統計を取りはじめた90年度から30年連続で過去最多を更新したそうです。

虐待件数が増えたのは、DV（家庭内暴力）に対する社会の意識が高まり、通告する件数が増えたことなども関係しているはずですから、必ずしも虐待の増加を正しく反映している数字だとはかぎりませんが、それらの要素を差し引いてもなお、子どもへの虐待は増えており、また、子どもの逆境体験（DVの目撃や親の精神疾患など、家庭の機能不全による体験）も増えているのではないかと思われます。

虐待や逆境体験が増えているとしたら、発達性トラウマを抱える方もそれと比例するように増えていることになります。

この現実をどうとらえたらよいのでしょう。

よくいわれることですが、その背景には、「核家族化」や世代間連鎖の影響があると私は考えています。

昔のような大家族の暮らしなら、育児の大先輩であるおばあちゃんをはじめ何人もの家族が、子育て中の母親を手助けして支えていたものです。

ところが、核家族では、多くの場合、子育ては母親ひとりの肩に背負わされることになります。

アドバイスをしてくれる人間も、手伝ってくれる人間もいない閉ざされた空間で、子育てをしつづければ、ストレスが溜まらないわけがありません。

途方に暮れ、つらい想いを溜め込んだ母親が、ある日、思い通りにならない子どもについ手を上げてしまう……。それがきっかけとなり、慢性的な虐待へとエスカレートしていくという事態は、大家族のころよりもずっと増えているはずです。とくに、虐待を受けたり逆境体験を経験した親であれば、かつての自分の親のような振る舞いを自分の子どもにしてしまうことは少なくありません。

「やさしい虐待」を増産する現代社会

殴る、蹴るなどの暴力以外にも、自分の価値観を押しつけて、子どもを思いのままに操り、支配したりする、**過保護や過干渉という「やさしい虐待」も、発達性トラウマとなりえます。**

「あなたのためを思って」と言われながら、親の価値観を強制されるので、子どもは「これが悪いことだ」とはわからないものの、自分のことを認められない苦しさや、説明のしようがないつらさを胸に抱えることになります。

やさしい虐待については第2章で詳しく説明しますが、診療の現場にいると、やさしい虐待も増えていることを感じます。これもライフスタイルの変化やトラウマの連鎖がその背景にあると私は考えています。

昔の母親は4人、5人と子どもを産んで育てたものです。

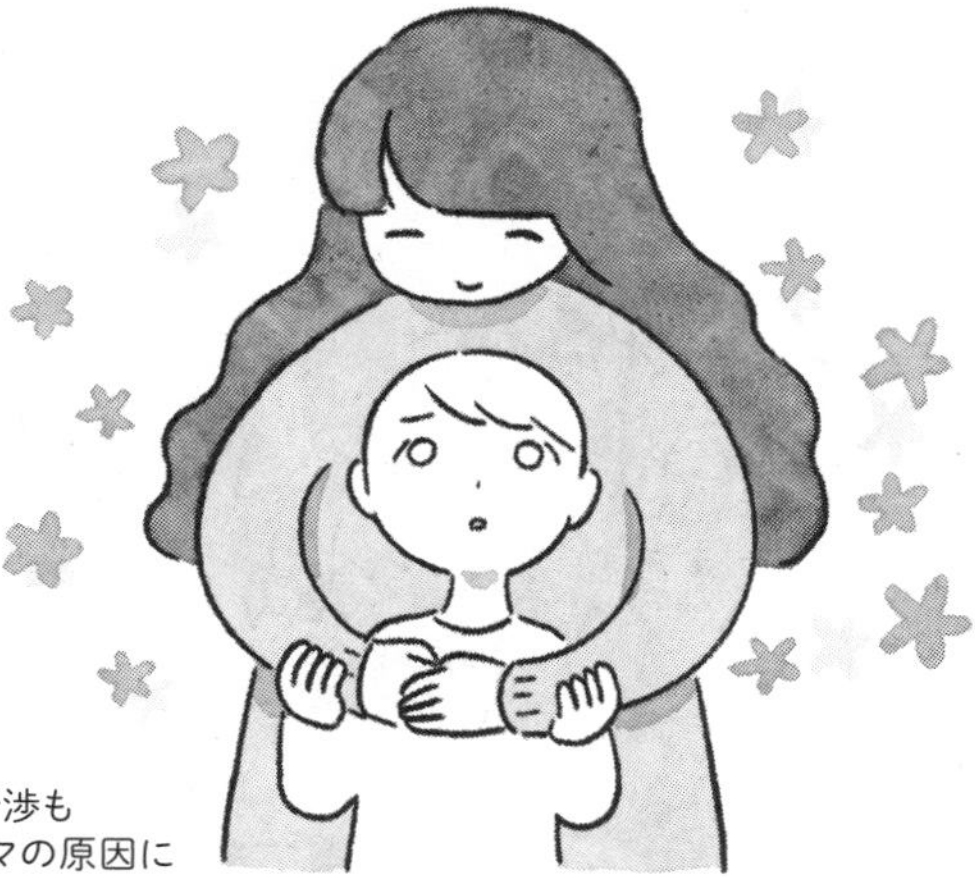

過保護や過干渉も
発達性トラウマの原因に

いまのように便利な電化製品もない中、家事と子育てに追われていたので、子どもたちに張りついてその言動を細かく注意したり、こまごまと世話を焼いている余裕などありませんでした。

そのおかげで、子どもは親から干渉されたり、価値観を押しつけられたりすることなく、感情を解放して自由に遊び、伸び伸びと育つことができました。

いっぽうでいまは、1人の子どもにかける時間が増えているため、つい過保護、過干渉になりがちです。

また、育児に関する情報も昔に比べて

格段に増えており、「○○しなければいけない」という莫大な情報に焦る親が、子どもをかまいすぎてしまうことで、結果的にやさしい虐待が増えているとも考えられます。

また、「親から受けたやさしい虐待」を自分の子どもにしてしまう方も少なくありません。

発達性トラウマは決して他人事ではありません。あなた自身の身に起きている可能性もありますし、また、周囲の人が悩んでいる可能性も大いにあるのです。

第 2 章

「心の荷物」は知らないうちに増えていく

発達性トラウマに気づくために

そもそもトラウマってなんだろう？

トラウマは「自分を守る」ために生まれる

これまですでに、何回もトラウマという言葉を使ってきました。ここで、トラウマとは何か、詳しく説明していきましょう。

人間でもほかの動物でも、危険に遭遇したとき恐怖反応が起きます。ファイト（fight 戦う）、フライト（flight 逃走する）、フリーズ（freeze 凍りつく）、シャットダウン（shut down 虚脱する）の4つのうちのいずれかの恐怖反応が起き、目の前の危険から自分の身を守ろうとするのです。恐怖反応が起きるときに、脳内で中心的に働くのは、恐怖の回路の扁桃体です。

恐怖反応は、扁桃体で起き、記憶の中枢である海馬や感覚の中枢である部位、自律神経の中枢である視床下部に伝達されます。

たとえば、夜、暗い森の中を歩いているときに、道端の草むらでゴソゴソと音がしたとします。その瞬間、「そういえば、ここでは最近クマが目撃されている。クマが出たのかもしれない！」と考えたら、背筋が凍りついて動けなくなるでしょう。

しかし、勇気を振りしぼって懐中電灯でそちらを照らし、正体がキツネだとわかれば、凍りついていた背筋が一瞬でゆるみ、この時点で恐怖反応は完了します。完了とは、「起こるべき反応がきちんと起き、それが終わりを迎える」ということです。

では、それがキツネではなく、本当にクマだったとしたらどうでしょう。

その場からすぐに走って逃げた人（逃走した人）や、クマに立ち向かい撃退できた人（戦った人）は、恐怖反応は完了するので、トラウマ記憶は残りません。

それらに対して、その場に固まってしまい動けなくなった人（凍りついたり虚脱してしまった人）は、たとえクマに襲われなかったとしても、恐怖反応が完了されません。つまり、恐怖反応が終わりを迎えることができず、自分の心の中に残ってしまうのです。そのため、その記憶はその人の中で凍結されます。

ここまで読んでいただくと、恐怖反応の中で「凍りつく」か「虚脱する」かを選び、記憶を凍結させた人が全員、トラウマ記憶を抱えることになるのか……と思う方も多いでしょう。

でも、凍結した記憶を抱えた人が全員、トラウマ反応に悩まされるかというと、実はそうではないのです。

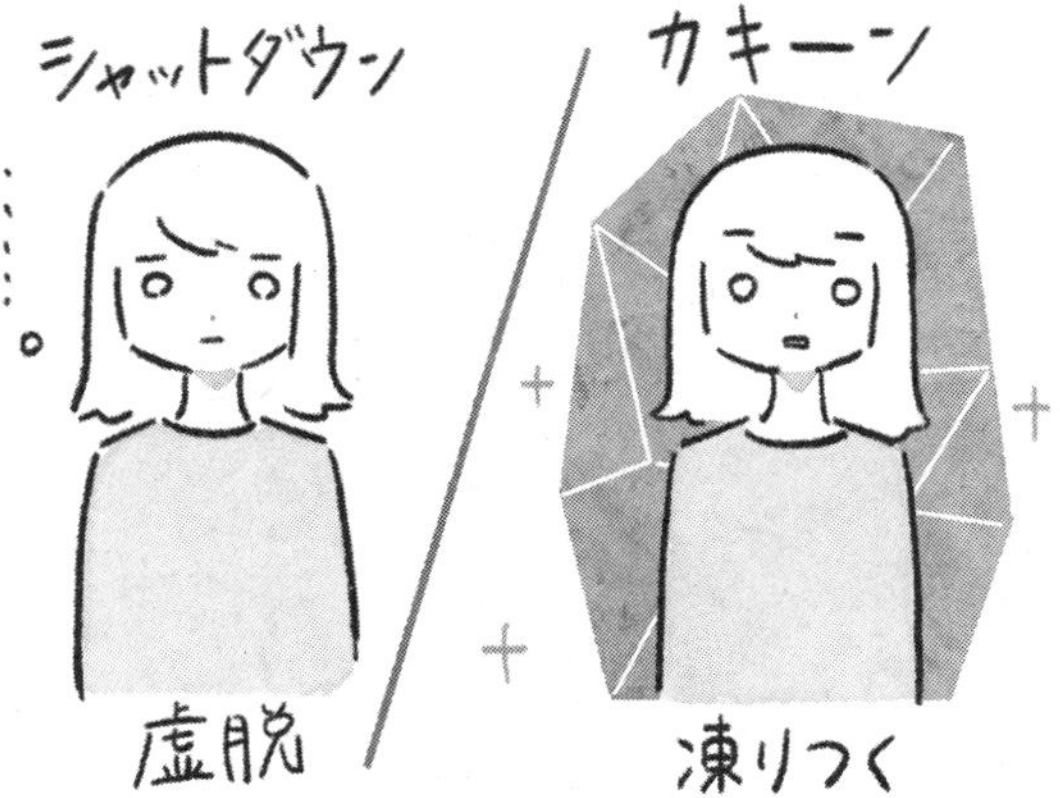

「凍りつく」や「虚脱」では、恐怖反応は終わらない

トラウマになる人、ならない人の違い

少しややこしいのですが、凍結した記憶をもった人の中にも、トラウマ反応に悩まされない人はいます。通常、凍結された記憶は、記憶の倉庫に保存されることはなく、心の中でゆっくりと解凍され、いつしか消えていくからです。よくいわれる「つらいことがあっても、いつか忘れられる。時間が解決してくれる」とは、この状態を指します。

ところが、凍りついているときにクマに襲われて外傷を負うなど、恐怖があまりに強烈すぎた場合には、凍結したトラウマ記憶は、記憶の倉庫に封印されます。時間がたっても記憶がとりだされることはありません。また、凍結されるのは、そのときまわりで起こっていることの記憶だけでなく、そのときの思考や感情の場合もあります。

この場合、心の中にいつまでも解消されない心の傷が残ってしまい、後でトラウマの存在に悩まされることになるのです。

トラウマ記憶を倉庫に封印するのは、人間の自然な自己防衛反応のひとつです。恐怖反応が未完了だからといって、そのときの反応が記憶とともにたびたび蘇ることを許したら、そのたびに恐怖と不安に襲われて、毎日のようにパニック発作を起こしてしまうでしょう。そのような状態では、まともに日常生活を送ることはできません。

そこで自分を守るため、**トラウマ記憶が蘇らないように、それを瞬間的に凍結し、箱に入れて蓋を閉め、鍵をかけて心の奥底にしまい込みます。**

さらに、あたかも傷がなかったかのように、傷の上から絆創膏を貼り、傷を隠しておくのです。そうすれば傷口は見えないので、傷の存在自体を無視し、忘れることもできます。ですが、何かの拍子で、そこにふれられたりすると、痛みに襲われ、傷があったことを思いだしてしまうのです。

跡が残らない「心の傷の治し方」とは

絆創膏を貼っていれば、いつか傷は治るのではないか——と思う方もいるでしょう。しかし、実は絆創膏を傷の上に貼るよりも、もっとよい「心の傷の治し方」があるのです。

体の切り傷にも同じことがいえるので、「切り傷」を例にとって、説明していきましょう。

これまで切り傷の治療法といえば、傷口を消毒して薬をぬり、体内から出る浸出液をガーゼで吸いとって、傷をかわかし、傷の上に絆創膏を貼り、かさぶたをつくって治す「ガーゼ法」が主流でした。

ところが、現在では、傷のある部分を水洗いして汚れをとり、白色ワセリンをぬって、傷の乾燥を防ぎ、さらに、ラッピングをして外気を遮断して細胞内の酸化を防ぎつつ、治癒成分の多く含まれる浸出液で傷口を満たす方法が主流です。

こうして傷口部分に湿った環境をつくることで、内皮を増殖させて傷を治す方法を「ラップ法」と呼びます。

ラップ法ですと、感染を防ぐために傷口をたびたび確認したり、洗浄したり、ラップの交換をする手間がかかりますが、傷の様子が直接見えますし、乾燥しないので痛みもなく、さらに、傷跡も残らずにきれいに治ります。

心の傷も同様です。治すのであれば、ラップ法のような方法がよいでしょう。ガーゼ法のように、薬を使って現れた症状だけを治すのではなく、心の傷を確認しつつ、安心安全な環境で、本来の生体反応を起こさせて「自己治癒力」で治すほうが、傷跡が残らずにきれいに治るのです。

細菌や酸素などが外部から入らない密閉湿潤環境で、時間をかけて内皮を再生させるラップ法は、**「安心安全な場を確保し、外からの余計な刺激を遮断して、本来のトラウマ反応をゆっくりと再現させて、心を再生するトラウマ治療」**に相当します。

ただし、傷によっては、感染症を起こしたり、合併症をともなうものもあります。そのような場合は専門家による治療が必要になります。これは心の傷も同様です。また、トラウマ反応を再現させることは、嫌な記憶を思いださせ、自分に負荷をかけることになるので、この方法は専門家と一緒におこなうとよいでしょう。

本書でも第5章から「自分でできる発達性トラウマとの向き合い方」をお伝えしますが、催眠療法などで本格的に自分の心や過去の記憶に入り込んで治療をしたいという方は、必ず、トラウマ治療の専門家の助言や指導のもとでおこなってください。

発達性トラウマは複雑でわかりにくい

家族が与えるトラウマだからこそ、苦しむ

発達性トラウマの原因は、当然、人によって異なります。

その原因は、トラウマをつくった人（たとえば、両親や学校の先生、友だち、塾の先生、兄弟など）や、逆境体験（失敗、事故、災害、病気、外傷、喪失、トラブルなど）です。

発達性トラウマをつくった原因が「家庭にある」ことは、少なくありません。

家族というのは、子どもが最初に対峙する他者であり、幼いころに人間関係を

築く対象でもあるので、そこで心の傷が生まれるのは、ある意味で当然といえば当然かもしれません。

しかし、もし、トラウマの原因が自分の家族であった場合は、子どもにとって生きるのは簡単なことではありません。たとえ、家族が自分を傷つけることがわかっていても、「その人たちに見捨てられたら、生きていけない」ことを子どもは知っているからです。

そのため、家族から大きなストレスを受けたとしても、逃げる（flight）ことなどできません。相手が大人であれば、刃向かって戦う（fight）こともむずかしいでしょう。

残されているのは、凍りつく（freeze）と虚脱する（shut down）ことだけだといえます。

先ほど、トラウマが起こるのは「凍りつき、虚脱する」ときだとお伝えしました。**家族、とくに親子関係で起こるトラブルによって、子どもは「凍りつき、虚**

脱する」ことが多いので、発達性トラウマが起こりやすいのです。

また、「凍りつき、虚脱する」ことは、一時的なものにとどまらないことも多々あります。脳も心も魂も凍りつかせ、虚脱したまま、生きていこうとする子どもたちもいるのです。

そのような子どもたちは、思考や感情や感覚を停止させた状態で生きています。凍りつくこと、虚脱することができない子どもは、思考や感情や感覚などをさまざまに変えたり、歪めたりすることで、過酷な環境をなんとか生き抜こうとします。

相手がクマなら、クマのいる森へ入らなければ、二度と出くわすこともないでしょう。しかし、家族とは一緒に暮らしています。毎日のようにストレスを受けることになり、そして、毎日のようにトラウマ体験をすることになるのです。

トラウマを受けつづけていることに気づけない理由

このようなことがあるため、発達性トラウマは単発のトラウマに比べ複雑で、深刻なものになりやすいといえます。さらに、トラウマを受けた子どもは、意識を自分の思考や感情や感覚ではなく、外の世界に向けざるをえないため、トラウマを受けたことにいつまでも気づけません。そのため、体が無意識にトラウマ反応を起こしつづけるのをとめることもむずかしいのです。

子どもは自分が傷つけられている自覚のないまま、無意識にトラウマを受けつづけ、再び新たなトラウマをとり込んで、心の奥底の箱に閉じ込め、蓋をしていきます。毎日のように、トラウマ体験の記憶を箱にしまっては蓋を閉め、そして、あちこちにできた傷口に幼いやり方でせっせと絆創膏を貼りつづけることになります。

子どもにとっては、自分で生きるために見つけだした無意識の防衛反応が、ト

ラウマ記憶を封じ込めることなのです。

こうして、大人になったときには、自分の中に閉じ込めて封印した多くの凍結保存記憶が心の中に山積み状態になっています。

山積みの記憶があるために、自由に動けるスペースがなくなり、発達性トラウマを抱えた人は、心の身動きがとれなくなっているのです。

それらをときほぐし、背負ってきたトラウマの存在に気づき、さらにそのトラウマが何に起因するのかに気づくことは、容易なことではありません。

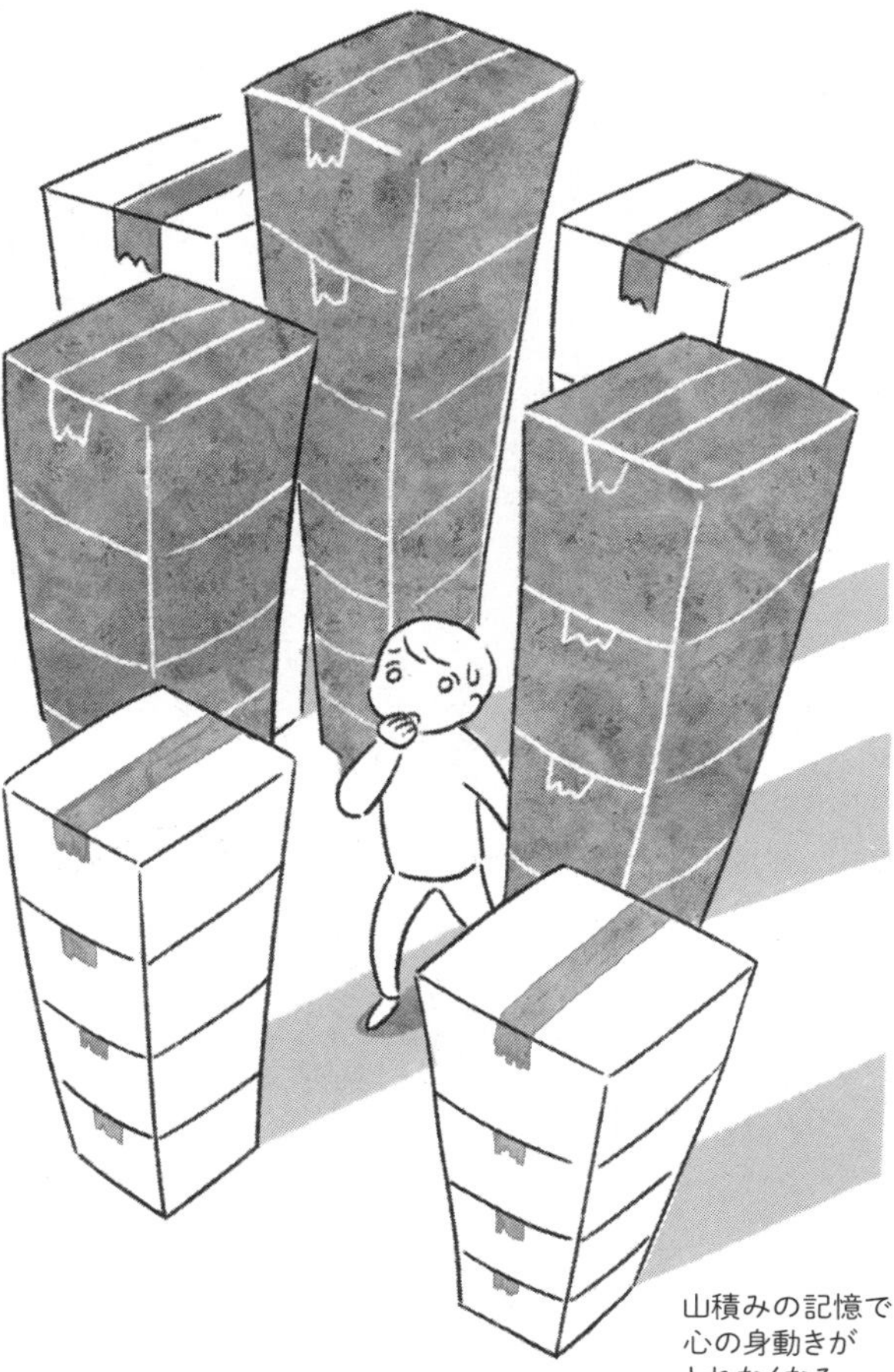

山積みの記憶で
心の身動きが
とれなくなる

心の傷と脳との深い関係

トラウマ体験があやうい子どもの脳に与えるもの

大人でも、事故や災害や事件などに巻き込まれたとき、または心引き裂かれるような悲しい出来事が起こったときに、それがトラウマとなることは多々あります。

けれど、大人が受けるトラウマと、発達性トラウマとの間には、決定的な違いがあるのです。

それは端的にいえば、脳内ネットワークが受けるダメージの差です。

「トラウマで脳にダメージが？」と、疑問に思われる方もいるかもしれません。

発達性トラウマは、脳の成長に影響を与えることが、子どもの虐待問題について研究している友田明美氏の研究によってわかっています。

たとえば、友田氏によると、小児期に厳しい体罰を受けた若年成人は、痛みを伝える脳内ネットワークの機能と構造に変化が生じるそうです。つまり、暴力を受けた子どもは、自らの脳を痛みに鈍感か、逆に敏感な性質に変えてしまうのです。


また、直接的な体への暴力だけでなく、言葉による暴力も脳に影響を与えることがわかっています。

これも友田氏の研究報告ですが、暴言を浴びせられて育った人は、言語機能と関連している聴覚野といわれる脳の皮質が厚くなるのに対し、その連絡を司る神経線維の減少が明らかになっているそうです。

つまり、「おまえはダメなやつだ」「おまえはトロくて、お兄ちゃんとは大違い」などというマイナスの言葉を投げつけられているうちに、脳内ネットワークに変化が起こり、コミュニケーション能力が低下してしまう可能性があるのです。

大人の場合、トラウマとなる出来事に遭遇したときには、すでに脳はできあがっているため、単発のトラウマによってこのような脳内ネットワークの変化が生じることはありません。

それに対して、**発達性トラウマは、子どものころ、神経の成長期に起こります。子どもの脳は成長途中のため、反応も大きく変化しやすいのです。**

そのため、発達性トラウマは、それがたとえ小さなものであっても、その後の脳の成長にとって大きなダメージとなることが多く、一部の脳内ネットワークのダメージが情報処理の偏りとして表われる可能性があるのです。

脳内ネットワークに、歪みが出ることも

脳にはさまざまな神経ネットワークがあり、それが総合的にバランスよく働く

ことで、全体がある範囲で機能しています。

脳内ネットワークは、成長とともに、連絡する神経線維が増えて完成していきます。そのため、たとえば**発達性トラウマによって脳の一部に変化が生じただけでも、脳内ネットワーク全体に影響が出てしまうのです。**

発達性トラウマによって、「恐怖の回路」が過剰に活性化するいっぽうで、「共感の回路」「同調の回路」「心の理論の回路」「デフォルトモードの回路」などの社会性を発揮するための回路のどこかに障害が起きれば、恐怖の回路の暴走を抑えられなくなったり、ほかの回路がうまく機能しなくなります。

このため、コミュニケーションが下手になり、他人とうまく関わることができなくなるのです。

トラウマによって、脳内ネットワークにダメージを負い、その結果できないことが増えたり、コミュニケーションに苦手意識を感じるようになれば、好ましい人間関係をつくるのに欠かせない自尊心や自己肯定感を育てることはできないでしょう。

また、人は自分の思考や感情や感覚を意識することではじめて、他人の思考や感情、感覚にも気がつけるようになります。それによって自他を区別し、自己感覚をもつことができます。自己感覚があるからこそ、自分軸や他者との境界線も生まれるのです。

発達性トラウマがあると、自己感覚に乏しくなり、心は環境や記憶に気をとられ、身動きできなくなります。

自分の身体感覚に意識を向けられ、自分の感情や感覚を意識できるようになることが、自尊心や自己肯定感の育成、さらには好ましい対人関係の構築には欠かせないのです。

発達性トラウマの要因となる3つの経験

「大したことない出来事」が心に傷を残すことも

発達性トラウマの要因となる小さなころの経験は、大きく3つに分けられます。

・肉体的暴力を受けた
・心理的な暴力を受けた
・性的な暴力を受けた

肉体的暴力というと、「毎日あざができるまで殴られる」「階段から蹴落とされる」などといったひどい暴力を想像する方もいるかもしれません。そのような暴力も当てはまりますが、肉体的暴力の中には、「しつけ」と称して、ギュッとつねられていた、頭を毎日はたかれていた、物でこづかれていた……などの小さな暴力も含まれます。のちほど詳しく説明しますが、心理的な暴力、性的暴力もこれと同様に、その中に小さな暴力も含まれるのです。

大人には大したことがないように見える出来事が、子どもにはトラウマの原因になっていることも少なくありません。

肉体的暴力、心理的な暴力、性的な暴力が、それぞれに、それを受けた子どもの心にどのような影響を及ぼすのかを、順を追って見ていきましょう。

①肉体的暴力

暴力を受けている子どもの多くは、大人からの暴力に抵抗することはできません。体の大きな大人に歯向かうことができませんし、さらに、それが逆らうこと

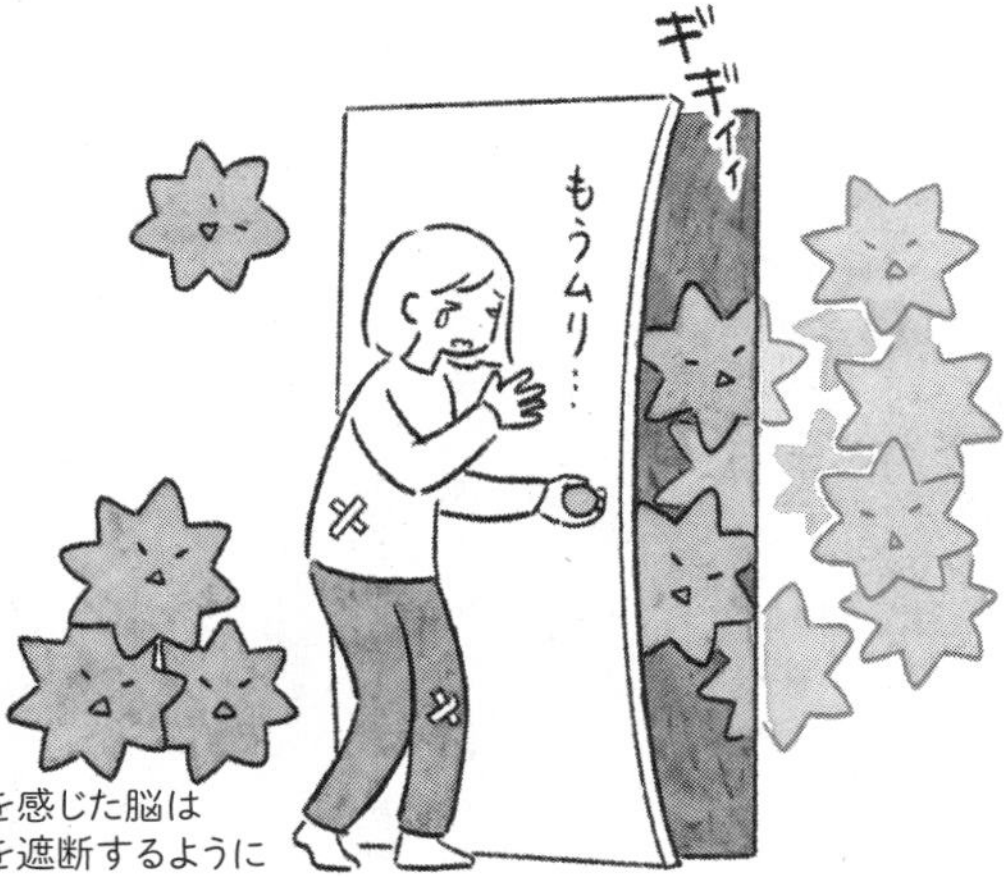

限界を感じた脳は
情報を遮断するように

のできない親や教師であれば、抵抗する気持ちもてない子どももいるでしょう。

また、暴力を受けはじめた最初のうちは、殴られたり、つねられたりするたびに涙が出るかもしれませんが、暴力が常習化すると、痛みを感じなくなったり、それを表に出すことができなくなります。

このような経験をくりかえしていると、**脳は無意識のうちに情報処理の限界を感じて、情報の入力を遮断します。**これを専門用語で、「**超限界抑制**」や「**学習性無力**」といいます。これらが起こると、脳内ネットワークが働かなくなり、意識がなくなったり、何も考えられなくなったり、動けなくなったりします。

また、これらがくりかえし起こると、「何も考えられなくなる」といったブレインフォグとよばれる現象が慢性的に起きるようになります。

先に紹介した友田氏の研究によると、暴力を受けた子どもは、「感情を抑制するときに働く」脳の左外側の前頭前野が小さくなること、また、「意思決定や価値判断をするときに働く」右内側の前頭前野が小さくなることがわかっています。どちらも「社会的行動」をとる際に、重要な働きをする脳の部分です。

さらに、子ども自身が暴力を受けていなくても、「暴力行為をたびたび目撃する」こともまた発達性トラウマとなりえます。

子どものころに家庭内暴力を目撃しながら育った人は、そうでない人に比べて、視覚の神経回路の一部が障害を受け、脳内の視覚を司る部分の血流が過剰に増加することも測定されました。

それによって、「目が見えにくくなってしまったり」、逆に「目が見えすぎてしまう」という事態が起きていると考えられます。

見えすぎると、通常は反応しないような物にも過度に反応してしまったり、目から入る情報に過剰に敏感になったりして、日常生活を送るのが困難になることも少なくありません。

また、過度に視覚が発達することで、ほかの感覚の脳内ネットワークの機能抑制が起こるのです。

②心理的な暴力

両親や学校の先生、兄弟、友だちなどから、「ダメなやつだ」「何をやらせてもトロい」「ドジばっかり」「頭が悪い」といったそのものズバリの言葉でくりかえし愚弄されれば、トラウマになるのは当然です。

また、「ホントは女の子じゃなく、男の子が欲しかったのよね」「お姉ちゃんは美人で、頭がいいけれど、あんたは……」などと、親がポロッと口にした言葉によって、トラウマがつくられることもあります。

親は、むずかしい言葉を使ったから子どもにはわからないだろう、と思うかもしれません。でも、その言葉の裏にあるものは、幼い子どもの心にも深く響いています。

ちょっとしたひと言が、自分の存在そのものを否定されたような痛みや悲しみとともに発達性トラウマとして残っていることもあるのです。

このような心理的な暴力を受けると、自己防衛反応のしっかりした子どもでないかぎり、言葉が心に刺ってしまい、いまの自分でよいと自己肯定することはできませんし、自尊心が低いのにプライドが高い、自信のない大人になってしまいます。

③性的な暴力

最も深刻なのが、性的な暴力です。

実は、大人が幼い子どもに「性的な行為を見せたり聞かせたりすること」だけでも、心に深い爪跡を残し、子どもの心に癒やしがたい傷を負わせることになります。

発達性トラウマにとって、とくに深刻なのは、家族や親しい人からの性的暴力です。

もちろん、見知らぬ人間に暴力された場合でも、深刻なトラウマを生みますが、近親者による性的暴力は、密室で長期間にわたっておこなわれることが多く、しかも幼い子どもは、どういうことなのかわからないまま、恥ずかしさや不快感を覚えながらも、近親者に従いつづけることになるからです。

くりかえしおこなわれ、自分が何をされているのか十分に認識できず、誰にも言えない。

これらを考えると、近親者以外の人間による暴力に比べて、そのダメージは、はるかに深刻なものだといえます。

また、両親が不仲な場合には、子どもが異性の親と性的にも精神的にも、夫婦のような役割を負わされてしまうこともあります。このような状況は、子どもにとって過酷としかいいようがありません。

近親姦の犠牲者は大人になってから、異性がそばにきただけで、不快感で吐き気をもよおしたり、恐怖で飛びのいたりするようになります。これは、無意識的に異性に対して回避反応を起こしている「防衛反応」です。

そのいっぽうで、数多くの異性と無秩序に関係を結び、無意識にトラウマとなった出来事をくりかえす女性もいます。

私の患者さんでも、幼いころに受けた「性的暴力」がきっかけで、トラウマを抱えてしまった女性がいました。

彼女は大人になったいまでも、加害男性の暴力を責められず、自分の弱さを責めつづけています。発達性トラウマを抱えた方は、反発したり回避できなかった自分を責めることが多いのですが、彼女は、残念ながらその代表例だといえるかもしれません。

「私が何か悪いことをしたのだ、だからあんなことになったんだ」と、被害者である自分自身を責めているのです。

幼い子どもは、そのような論法でしか身近な人から受けた許されない行為について、自分自身を納得させることができません。また、そのような思いは大人になっても、変わらないことがほとんどなのです。

さらにつらいのは、「悪いのは自分」という思考のクセが、あらゆる場面で自動的に現れることです。

何かことが起きると、たとえ相手に落ち度があっても、悪いのは自分だと瞬間的に思ってしまうわけです。


近親者による性暴力の被害者は、卑屈なほど自分を責めるという、ねじれた自己認識をもつことが多くあります。このような「いつでも私が悪い」という負の思い込みをもって、他人と接していれば、他者と好ましい人間関係を築くことはむずかしいでしょう。

発達性トラウマが刺激に敏感な大人をつくる

発達性トラウマによる影響のひとつとして、神経の「除神経性過敏」現象から**発生する感覚の過敏性**という問題があります。

除神経性過敏とは、それまで脳内ネットワークにあった末梢からの情報が急に減少することで、中枢への情報伝達がとだえ、それによって中枢側の神経の感受性が異常に高まる現象です。

発達性トラウマを抱えている人の多くがそうであるように、幼いころに、慢性的に暴言や暴力を受けつづけると、体性神経系や自律神経系がその調整機能の限界を超えて破綻します。**神経系がその限界を超えて興奮すると、その機能が抑制され、機能停止を起こす「超限界抑制」が起きるのです。**

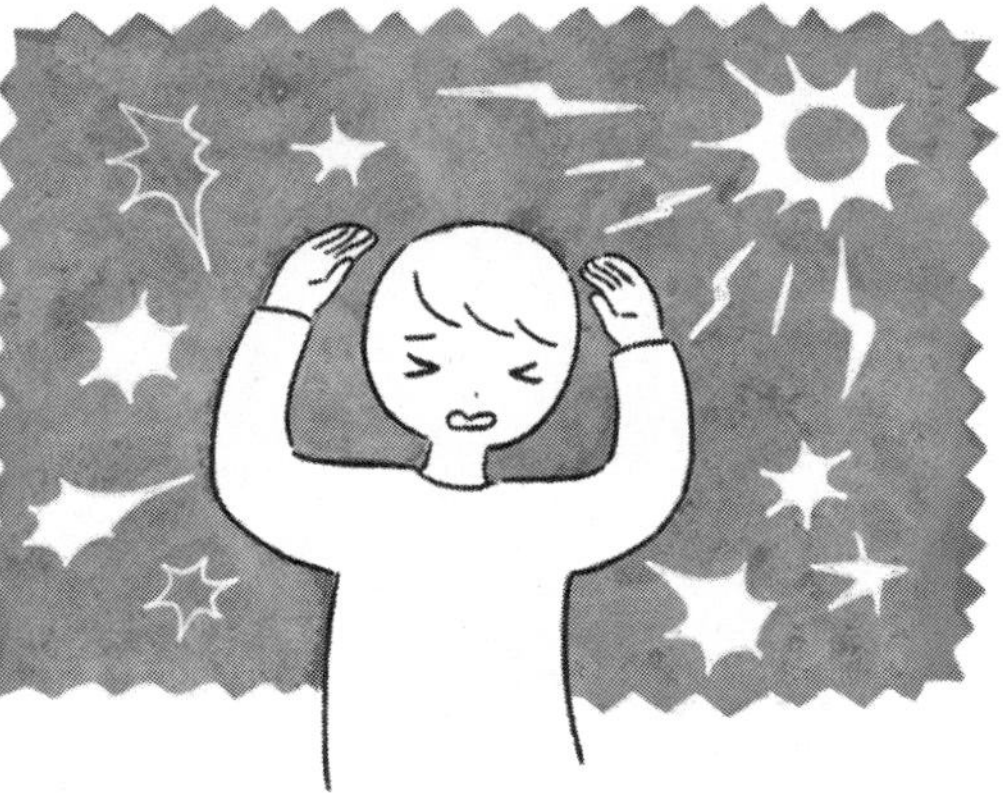

トラウマによって刺激に敏感になることも

「暴言や暴力を受ける→超限界抑制が起きる→脳が機能停止する」ということがくりかえされると、神経伝達が障害され、脳に情報が入らなくなります。

脳に情報が入らなくなる、つまり、神経の末梢から脳への情報伝達が減少したり途絶えると、徐神経性過敏の働きによって、その情報を受けるはずの脳の神経細胞や周囲の細胞が活性化されます。その結果、外からの刺激に敏感に反応するようになると推測できます。

実は、このような過敏性の獲得は、神

経系に限ったことではなく、反応が一定の範囲で起きるように調整されている免疫系や内分泌系でも生じています。

この敏感さは、子どものころだけでなく、大人になってからも続くことがあります。すると、外部から、子どものころに受けていたものと似たような刺激が降りかかってくると、はげしく反応してしまうようになるのです。

弱すぎる親も、トラウマの原因となっていた

「いい子」はトラウマを抱えやすい

発達性トラウマは、ここまでにご紹介した身体的虐待、心理的な暴力、性的虐待などによってのみ起きるわけではありません。

逆に親が「弱すぎ」て、子どもが素直に親に甘えることができない場合も、子どもの心には発達性トラウマが残ることがあります。

そのような子はほかの子のようにみんなと遊びたい、親に甘えたいといった、子どもなら誰にでもある欲求や気持ちを押し殺し、ときには親の愚痴を聞き、家

事を手伝い、相談にも乗ります。「弱い親」を必死で支えるその姿は、まるで「小さなお母さん」「小さな世話人」のようであり、ヤングケアラーとも呼ばれています。

このように、自分のことから目をそらし、自分を押し殺したまま、親を支えることに徹して大人になった人は、「甘えたい、認められたい、愛されたい」という感情を認識できなくなります。**「甘えたいのに甘えられなかった、親に思いきり甘えたい」という、いわば本音を残したまま育つことになるのです。**

さらに、自分の本当の気持ちをむりやり抑え込むことで、心の中には、日々、怒りや悲しみ、寂しさや不安といったネガティブな感情、さらには無力感や劣等感や罪悪感などの自己否定の感情が、音もなく蓄積していきます。そして、ある日、我慢しきれなくなって感情や思いの爆発（トラウマ返し）が起きるのです。

突然感情を抑えられなくなったC子さん

30代前半のC子さんも、そのひとりでした。

C子さんの母親は、誰かに依存していないと生きていけない女性。父親はそのような妻を疎ましく感じていたのか、仕事の忙しさにかまけて、帰ってくるのはたいてい深夜でした。

母親はC子さんが小学校にあがるころには、酔っぱらって、「お母さん、寂しくてたまらないの」と、お酒のにおいをさせながら、C子さんに抱きついたそうです。C子さんは、そんなお母さんの背中を小さな手で撫でて、なぐさめたものでした。

小学校の高学年になるころには、母親の愚痴を聞き、励まし、母親がふさぎこんで何も手につかなくなると、2歳下の妹を寝かしつけ、母親にかわって食事をつくり、キッチンの洗いものなどもしました。

近くに住んでいる母親の姉が、ときどき様子を見にきて、「親のデキが悪いと、子どもは賢くなるものねえ」とよく言っていたのを覚えているそうです。

実際、C子さんはデキのいい子どもでした。成績はオール5の優等生で、運動もできる。明るくてやさしい、しっかり者だったのです。

そのC子さんに異変が起きたのは、両親が離婚した直後の、中学3年生の秋のことでした。中間試験でお昼すぎに帰宅すると、母親がお酒を飲みながら、泣いていたのです。いつもならそんな母親をなぐさめるのに、なぜかそのときは無性に腹が立って、怒りがあとからあとからこみあげてきたというのです。

気づいたら、母親の前にあったビール瓶を手にとり、壁に投げつけていました。

C子さんは、その日の夜には「小さな母親」に戻っていましたが、この「事件」を境に数カ月に1回は、ちょっとしたきっかけで、母親にはげしい怒りをぶつけるようになったのです。

「感情を抑えられない自分が怖い」と言って、C子さんは体を震わせながら、泣きじゃくりました。

C子さんは、幼いころから本来の子ども心に蓋をして、我慢し頑張ってきたのですが、その蓋が壊れ、溜まっていた苦しみ、悲しみ、つらさが怒りとなって吹き出したのです。

強圧的で暴力的な親ばかりでなく、頼りにならない弱すぎる親もまた子どもの心をむしばんでしまいます。

なぜ、「母親」との間にトラウマが生まれやすいのか

つい、母親の期待を読みとってしまう子どもたち

C子さんのように母と子の間に問題を抱える人は少なくありません。

いったいなぜなのでしょう。

理由のひとつには、子どもの世話を担っているのが、多くは母親のみで、母親を支える人が少ないからというものがあるでしょう。

また、先に少しふれた「愛情という名のもとに起こる過保護や過干渉」といった「やさしい虐待」は、心のゆとりをなくした母親に起こりがちということも考

えられます。

やさしい虐待は、神経発達症（発達障害）の子どもやその傾向をもったグレーゾーンの子ども、敏感な気質を生まれもった子どもとその母親の間によく起こります。

自分の価値観を押しつけて、子どもを自分の意のままに操ろうとするのが、やさしい虐待です。いい大学を出て、いい企業に就職して、いい生活を送ることが結局は、あなたの幸せにつながる——。そういった画一的な価値観を押しつけ、塾や習い事へ行くことを強要しつづけたりするのです。

また、親の期待や欲望のままに子どもをかまいすぎる、過保護で過干渉な母親もいます。

このような母親はよく、「あなたのためを思って」などというでしょうし、実際、子どもを愛しているからこその言動のように見えるかもしれません。

ですが、その多くが、自分の親に不満をもっていたり、自分の親との関係がうまくいかず、葛藤を抱えています。そのため、自分がかつて親からされたように、子どもの人生に入り込んで支配し、一方的に干渉しています。それしか方法を知らず、そこにしか自分の生き甲斐も居場所も見つけられないのです。

ようするに、**親自身も自分の親との「親離れ」ができていないのです。**

もちろん、こういった態度は条件つきの愛情にすぎず、子どもへの本当の愛情とはとてもいえません。

敏感でやさしい子どもは、母親の期待を読みとり、母親の願望を満たしていくことに努めるようになります。そのような親は、子どもの自分らしさや自立心の芽を刈りとり、自発性の乏しく、自己決定のできない、親離れのできない子どもに育ててしまいます。

母が子どもの人生を支配し、のっとっているともいえるでしょう。

さらに、このようなケースでは、多くの子どもが「家族のことは外では話してはいけない」「人を信用してはいけない」、さらには「感情をもってはいけない」ということを、暗黙のうちに押しつけられています。

このように「やさしい虐待」は「見えない虐待」ともいえるのです。

子どもが母親のトラウマをくりかえす理由

8歳ころまでの子どもはまだ自分では善悪の判断がつかないので、親の言動はすべてよいものと思ってしまいます。そのため、虐待をくりかえす加害者であっても、それが親であれば、その行為を受け入れて、自分の中に「**とり込み**」ます。そして、自分より弱い者（自分の子どもなど）に親と同じことをするようになってしまいます。

このように、**トラウマを受けた人が、過去のトラウマ体験を違う人間に向けておこなうことを「トラウマの再演技化（再演）」といいます。**小さなころに暴力を受けた子どもが、親になったときに自分の子どもに暴力をふるうようになってしまうのも、過去のトラウマ経験の再演なのです。

8歳ころまでの子どもが加害者をとり込むのは、自分の安心安全を確保するためです。

攻撃性の強い親であれば、その親の攻撃性さえも無意識に子どもはとり込んでしまいます。そうすることで、親から受ける被害を防ぐことができるのです。

また、幼いころに、親の考え方や言葉や態度が心に刻まれる**「刷り込み」「植え込み」「思い込み」**という現象は、ごくふつうに見られ、親密な関係にある母親との間ではより強く生じます。

まだ何もわからない、無防備な子どもの心には、母親の言動が刷り込まれ、植え込まれ、自分でもそう思い込むので、いったん子どもの中に入った言動は潜在意識に入り込み、その子を支配し、自動的に現れます。

ある女性は、お金に対してただならぬ執着心をもった母親に育てられ、小学校へあがるよりも前から、母親に「世の中でいちばん大切なのはお金よ」という言葉を吹き込まれつづけてきました。

思春期になったころは、そんな母親が嫌でたまらなかったのに、母親と同じような年齢になったいま、彼女自身が、「お金、お金、お金」と、お金を追い求め、お金に強く執着しているのです。

たとえいっとき、「お金だけが人生ではない」と母親の考え方に強い反発を覚えても、刷り込まれた言動は容易には消えません。そのため、結局は自分も母親と同じ言動をしてしまうのです。

親も苦しんでいるという現実

子どもに暴力をふるったり、侮蔑的な言葉を浴びせかけたりする行為は言語道断です。また子どもの自立を妨げて、子どもの人生そのものを奪い去る「やさしい虐待」も許されるものではありません。

ただ、子どもにそのようなことをしてしまった親の中には、虐待のある「機能不全を起こしている家庭」で育つなどの児童期の逆境体験や発達性トラウマを抱えている人たちが、多いと考えられます。また、夫婦や家族関係の中で苦しさを抱えている人もいるようです。

つまり、「子どもにつらくあたってしまう親たち」も、幼いころ両親の言動に傷つきながら、両親を自らの中にとり込んだ被害者であるといえるのです。親から無条件の愛情をもらえなかったため、自分もそれらを子どもに与えることがむずかしいのです。

ですから、誤解を恐れずにいえば、「加害者でありながら被害者でもある」親を責めるのは、的をえない話かもしれません。救いの手を必要としているのは、子どもだけでなく、親側も同様だといえます。

昔、両親からされた仕打ちに悩んでいる方にとって、**親も自分と同じように苦しんでいるという認識をもつことは、親や自分を責めつづけている自分の気持ちをラクにするためにも必要**なことだと私は考えています。

トラウマに深い関係がある「愛着」とは

「安全基地」があるかないかで、人生は大きく変わる

「愛着」という言葉を聞いたことがあるでしょうか。

この言葉は、発達性トラウマを考えるうえで欠かせないキーワードです。

赤ちゃんはお母さんやお父さんにふれられたり、抱かれたり、やさしい声をかけてもらったりすることで、両親との絆を深めていきます。生まれて3年間の中で、**親（養育者）と子どもの間でつくられる無意識のつながり感覚が、「愛着」**

です。

この愛着を育むことができた子どもは、自分が望まれていること、価値のある人間であること、愛されるに足る人間であることを日々感じながら成長していきます。つねに親に守られているという絶対的な安心感を心にもつことができると、しっかりした自尊心や自己肯定感をもつ土台ができ、自分に自信を感じられるようになり、人生や他者に対しても肯定的なとらえ方ができるようになるのです。

つまり、何かつらいことがあっても、安心して戻れる「人生の安全基地」が確保できているのです。**この安全基地の有無は、自尊心や自己肯定感とともに、健全な人間関係を築ける大人になれるかどうかを決定づける要となります。**

子どもは安全基地で傷ついた心を癒やすことができ、また、戻っていける安全基地があるという安心感から、外の世界へ積極的に出ていき、さまざまなことを探求したり、また、いろいろな人たちとの交流を楽しむことができます。

このような子どもは、本来の健康的な心の強さであるレジリエンス（心の回復

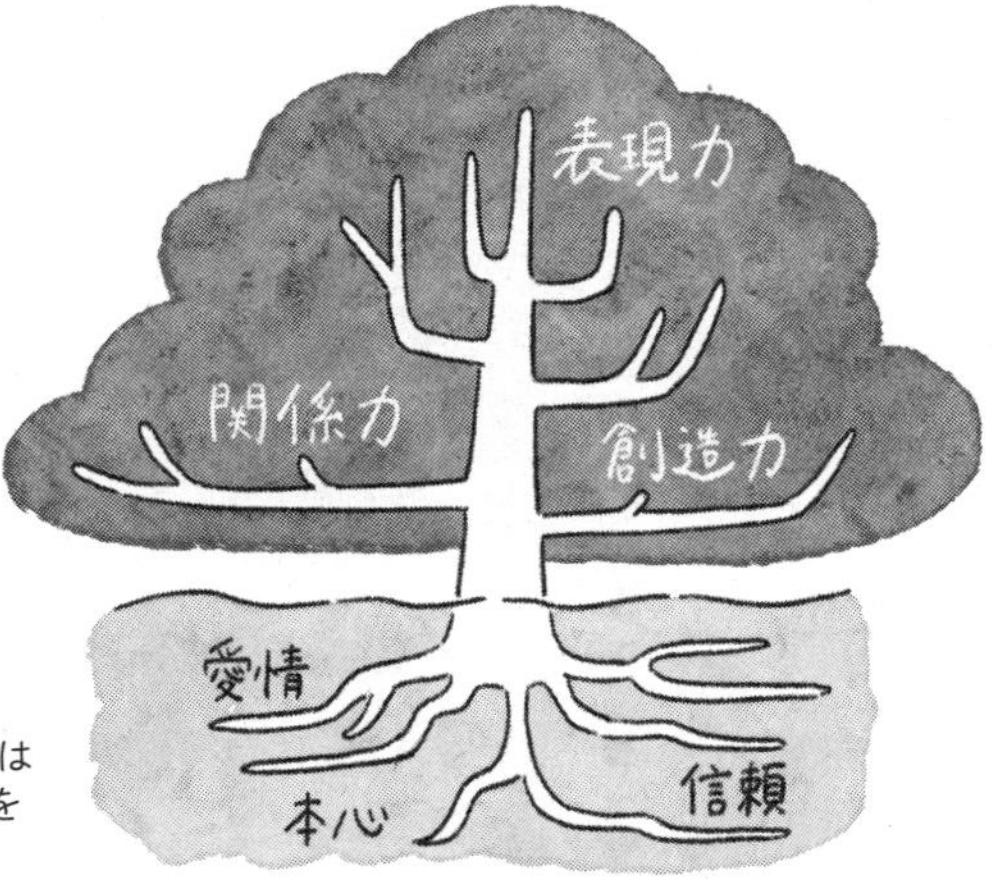

愛情、信頼を
感じられた子は
さまざまな力を
発揮できる

力、抵抗力）をもっているといえます。

ところが、物心がつく3歳くらいまでに、養育者との間に愛着をつくれない子どももいます。

養育者が子どもに愛情を注げず、肉体的、精神的暴力を与えたりすれば、愛着はつくれません。また、養育者が懸命に愛情を注いだとしても、子どもに神経発達症があったり、何らかの理由で子どもとうまく意思疎通がとれないと、愛着形成が不十分になることがあります。

愛着が形成されていない子どもは、自分が養育者に守られ、愛されているという基本的信頼感がもてません。そのため、養育者が子どもの安全基地になれません。

家庭に安全基地がない子どもは、つねに不安や恐怖に脅かされているため、養育者の何気ない言葉などにも傷つきますし、安全基地に守られながら、その傷を癒やすということもままなりません。

こうして、愛着の築けなかった子どもはトラウマをつくりやすくなるのです。

母子の関係には、人生の課題があります

ここまで、お父さん、お母さんたちにかなりプレッシャーをかけるようなお話をしてきました。とくにお母さんたちにはきつい話をしましたが、それも、母と子はある意味とてもスペシャルな関係だからです。

お母さんの言動は、たしかに子どもの心にトラウマを残すときもありますが、そのいっぽうで、**母と子の関係には、ほかの人間関係では成しえない人生の課題があります。**

現在では共働き世帯が増えています。ゼロ歳児から保育園に預け、日々忙しい仕事に追われながら、子どもたちの世話をせざるをえないお母さんもいらっしゃるでしょう。

忙しいときに子どもがグズったり、駄々をこねたりすれば、「静かにして！」と、どなりたくなるのは当然です。

そんな両親に、「忙しいからといって、子どもをどなりつけてはいけない」「いつでも子どもにやさしくしなければ」などと言えるわけがありませんし、いま、自分なりに何とか子育てに奮闘しているのを否定するつもりもありません。

母と子は「特別な関係」だからこそ、傷つきやすいけれど、他者にはわからないし、つくれない絆もできるのです。

もし、いま、子育てを頑張っている途中であれば、そのことをどうか心にとめていただけたら……と、思っています。

また、お母さんも、我慢しすぎたり、頑張りすぎたり、自分を責めすぎるのをやめましょう。規則通りに正しく生きようとすると、ストレスが生まれ、大きな心の重荷になります。

「許せない」と子どもや夫を責め、「自分はダメだ」と自分を責めていませんか。責める心をもちつづけると、心や体の病気になり、つらく苦しい人生になってしまいます。

「子どもを好きになれない、でも、これ以上は嫌いにならない」「子どものことを怒ってもいい、叱ってもいい。でも、これ以上は落ちこまない」と、自分に言ってあげてください。

お母さんも、自分のことをもっと大事にしていいのです。

あなたの心の中のトラウマに気づくために

トラウマに気づくための「2つのヒント」

これまで発達性トラウマについて、いろいろな方向から見てきました。

読み進んでいく中で、「私が他人とうまくつき合えないのも、ひょっとしたら発達性トラウマが原因かもしれない」と思われた方もいることでしょう。

そこで、ここからは「発達性トラウマを抱えているかどうかを知るためのヒント」について、お伝えしていきましょう。

ヒント①「他人軸」か「自分軸」か

まず、あなたは「自分の気持ち」と「他人からの評価」、どちらを主軸にして物事を考えたり、行動することが多いでしょうか。

「他人からの評価」と答えた方は、発達性トラウマを抱えている可能性が少なからずあります。

トラウマの脅威にさらされたことがあると、不安や恐怖に反応する脳の扁桃体の働きが強くなります。そのため、またくるかもしれない脅威に備えるために意識をつねに外に向けるようになり、脳の島《とう》の働きが弱くなります。そのため自分の体からくる感情や感覚に意識を向けなくなってきます。

人間関係にかぎっていえば、不快な思いを二度としたくないという気持ちから、警戒心が人一倍強くなり、こんなことをいったら相手は怒らないだろうか、自分を見捨てないだろうか、などと他者にばかり意識が向くようになるのです。

より具体的にお話ししましょう。

たとえば、仕事でミスをしたとします。ミスをしたあとで「なぜ自分はそのミスをしてしまったのか」もしくは「ミスをどうやって挽回しようか」と考えるよりも、「まわりの人たちにダメなやつだと思われたらどうしよう……」と、まわりの目ばかりが気になることはないでしょうか。

また、他人から少しでも否定的なことを言われると、それが事実無根であっても、「深く傷ついていつまでも立ち直れない」のがいつものパターンではありませんか。

このような状況によく陥る方は、自分よりも他人にばかり目が向いているのです。心の奥底にトラウマを抱えている可能性があるといえます。

ヒント② 親や家族との関係

多くの場合、発達性トラウマを生む最大の原因は、児童期の逆境体験にあります。

発達性トラウマがあるかどうかを知るためには、自分にとって親や家族がどのような存在だったのかじっくり見つめ、探り、知ることが不可欠です。**両親や家族との関係を整理するには、ノートに書きだすのがいちばんおすすめです。**

両親や家族がどのような育ちをしたのか、どのような性格なのか、自分をどのように扱ったか、そのとき自分はどう思ったのか、そして、家族は自分に対してどのような感情や気持ちを抱いていた様子だったか、といったことを、なつかしい写真などを見ながら思いだせるかぎり書きだすのです。

まずは、マイナス要素から一気に書きだしましょう。それが終わったら、プラス要素をゆっくりと書きだします。

いずれも抵抗があり、時間はかかるでしょう。思いだした内容によっては、不安や苦痛を覚えるかもしれません。そのようなときには途中でやめて、書けるときがきたらふたたびトライしてください。

自分に素直に正直に向き合い、辛抱強く、時間をかけてこの作業を続けることで、自分の発達性トラウマを発見できます。

日常の中でふと思い出したことなど、さまざまなことをノートに書きだしていくと、家族への想いに矛盾を感じたり、家族の「ある行為」が許せないことに気づくかもしれません。

「母親が自分にしてくれたことは感謝している、でも自分は母親と同じように、子どもを育てたくない」

「おばあちゃんのことは好きだけれど、家族旅行のときに言われたヒドイひと言は、いまでも許せない」

「父親は嫌いではない。でも自分は父親のような人とは絶対結婚したくない」

このように何か心にひっかかりを感じる思い出や感情を見つけられたとき、心の奥底に凍結保存された発達性トラウマが隠れている可能性があるのです。

心理ブロックをはずすために大事なこととは

まず、〝心理的逆転〟をとることから始めよう

こうしていろいろなことをやってみて、自分には発達性トラウマがあるかもしれないと少しでも感じたら、それらを解放して手放すために、専門家の手を借りることをおすすめします。

発達性トラウマは、心の深い場所で、頑丈な箱の中に凍結保存されて、蓋まで閉められ、長い期間それと気がつかれずに保管されています。

蓋が開けば、フラッシュバック（トラウマ記憶が、そのときの体験のようにリアルに噴出してくる現象）が生じ、パニックに陥ることが少なくありません。専

門家の手を借りずに、ひとりでその状況に立ち向かうと、心に余計な負荷や傷を負ってしまうこともあるでしょう。

専門家やセラピストとおこなうセラピーやカウンセリング以外で、フラッシュバックと戦うことは、麻酔もせずに切開して体にたまった膿《うみ》を出すようなものです。一度出てきたトラウマを封じ込めるのも、非常に苦しい戦いになってしまいます。

専門家とおこなうトラウマ治療であれば、凍結された過去のトラウマ記憶を、安全に少しずつ引きだして解凍でき、その場でうまく処理することができます。

そもそも、発達性トラウマを抱えている人にとって、「心の奥底の蓋を開けて中を見なさい」と言われるのは、「崖から飛び降りなさい」と言われるのと同じです。ひとりでやろうとしても、できないでしょう。だからこそ、専門家と一緒に発達性トラウマに向き合う必要があるのです。

実際、クリニックに心理治療を受けに訪れた患者さんでも、いざ治療を始めようとすると、過去のイメージや感情、感覚が出てこないなど、患者さんの気持ちにブロックがかかってしまっていることがよくあります。

患者さん自身、自分のトラウマの正体を知ることが、治療の第一歩だということを頭ではきちんと理解しているし、だからこそ、トラウマ治療を始めたわけです。でも、頭でいくらわかっていても、無意識や潜在意識のほうがストップをかけてしまうのです。

この状態を「心理的逆転」といいます。

心理的逆転とは、**心の自然治癒を自ら妨げ、効果的な治療がおこなわれるのをブロックする心の状態です。**心理的逆転が起きていると、周囲へ否定的な態度をとったり、自分を傷つける行動を無意識にとってしまいます。

「恐怖心をなくしたい」「トラウマを解消したい」と言いながらも、セラピーを受けても効果のない人は、この状態に陥っています。自分の抱えているトラウマに対して心理的に逆のことをしてしまっているのです。

トラウマ治療では、まずは心理的逆転をとることが優先です。心理的逆転をとり、「子ども時代の記憶や心情、感傷を抱えている心の中の小さな自分（＝インナーチャイルド）」と対話し、そのインナーチャイルドを成長させ、元気にすることが、専門家のおこなうトラウマ治療の目標です。

50歳をすぎて、トラウマに気づいた人もいる

ある知りあいの精神科医は、就学前のまだ幼いころに、お姉さんとお医者さんごっこをしたことがあるそうです。子どもですから無邪気なもので、その経験に違和感を感じることはなかったといいます。

ところが、思春期に入って性的なこともわかってくると、幼いころにおこなった自分の行為を深く恥じるようになりました。

お姉さんの人生にはいろいろなことがあり、その多くが幼いころのお医者さんごっこの影響だとも思えたそうで、お姉さんの苦労を見るにつけ、医師は罪悪感

にさいなまれるようになり、そのことでたくさんのトラウマ治療を受けたそうです。

しかし、最後までお姉さんに直接謝ることができないまま、お姉さんは亡くなってしまいました。

50歳をすぎたころ、あるトラウマ治療の中で、幼いころのその場面が再び現れてきたそうです。

そのときのセラピストが、「あなたは悪くない。自分を責めなくてもいい。好奇心旺盛な子どもなら、みんなすること。ふつうのことなんですよ」と、本当にやさしく癒やしてくれ、「そうなんだ」と心から思え、とめどもなく涙が流れたそうです。

長年の心のつかえがとれてきたのを感じ、スッキリした気分になれたとき、自分がしまい込んでいたトラウマがいかに重たかったかを思い知ったといいます。

そして、50歳をすぎてようやく、自分を責めつづけてきた罪悪感から解放されたのです。

罪を贖《あがな》うために自分は頑張らなくてはいけない……。二度と同じことをくりかえしてはいけない……。その強迫観念にも似た強い感情に突き動かされて、ときに不思議とわきあがる性愛感情を抑え込み、寝る間も惜しんで懸命に働いてきたことにも気づいたというのです。

この医師の性的加害の話は、「いかに発達性トラウマが根深く難治であるか」ということと、それでも、「適切な治療を受ければ、発達性トラウマも解消できること」を物語っています。


歯が痛んだら歯医者に、お腹が痛んだら内科医にかかるように、心が痛んだらトラウマ治療のできるセラピストやクリニックを訪れることをおすすめします。

発達性トラウマを抱えているということが、特定の人の特別な話ではないという認識が、もっと世の中に根づき、気軽に発達性トラウマに詳しい治療家の門をたたける時代がくることを切に願っています。

第3章

なぜ、発達性トラウマが人間関係をこじらせるのか

抑えきれない感情は、
あなたのせいではありません

人はもともと自分の気持ちを調整できない

人間関係をスムーズにするために欠かせないもの

人間関係をスムーズにするためには、自分の感情をコントロールしたり、考えや思いをうまく相手に伝えること、そして相手を信頼し、相手から信頼される関係づくりが大切です。

しかし、発達性トラウマがある人には、この「感情コントロール」や意志の疎通、関係性づくりが苦手な方が多くいます。なぜなのでしょうか。

実は、ここには「自己肯定感の低さ」のほかにも、さまざまな理由があります。

きっと思い当たることがあるはずです。順を追って説明していきましょう。

コミュニケーションの基礎「情動調律」とは

私たちは自分の気持ちや行動を調整しながら生きています。これを可能にしているのが、感情調整機能です。カッとしてもむやみに逆上しないですみ、自分が思ったことをそのまま口に出さないですむのも、この感情調整機能のおかげです。

発達性トラウマを抱えていると、「感情調整機能」が十分に育たずに、人間関係に問題が起きるケースが少なからずあります。

実は、感情調整機能は生まれながらに備わっているわけではありません。成長する過程で、まわりの人たちと関わり、彼らの言動や様子を見たり、まねたりしながら学習していくのです。

最初の「先生」はお母さんです。お母さんとの交流によって、人間にはいろいろな感情や気持ちがあること、そして、自分が泣いたり、笑ったりすると、相手が反応してくれることを知り、気持ちの調整法や表し方を学んでいきます。

赤ちゃんは生後ほどなく、生理的にほほえみはじめます。ニコニコすると、お母さんも「あら、ご機嫌ね、楽しいね」などと、こちらの気持ちを想像してくれますし、オムツがぬれていたり、不安だったりして泣くと、「オムツ替えましょうね」とか「怖い夢でも見たの？」などと話しかけて、こちらの気持ちを想像したり、察知してくれます。このように子どもの気持ちを大人が察し、感情を調律することを情動調律といいます。その後の感情コントロールや他者との関係づくりに必要なこととして、発達心理学者のD・N・スターンが提唱しました。

このようなやりとりの中で、赤ちゃんはお母さんと自分の心が共鳴し合うことを知り、人間のコミュニケーションのとり方を肌で覚えるのです。

成長するにつれて、お母さん以外の人たちとの交流も増えてきますし、言葉も話せるようになります。子どもは、いろいろな大人の言動に接することで、言葉や態度や表情によって気持ちや要求を伝え、おたがいに共鳴し合える関係を打ち

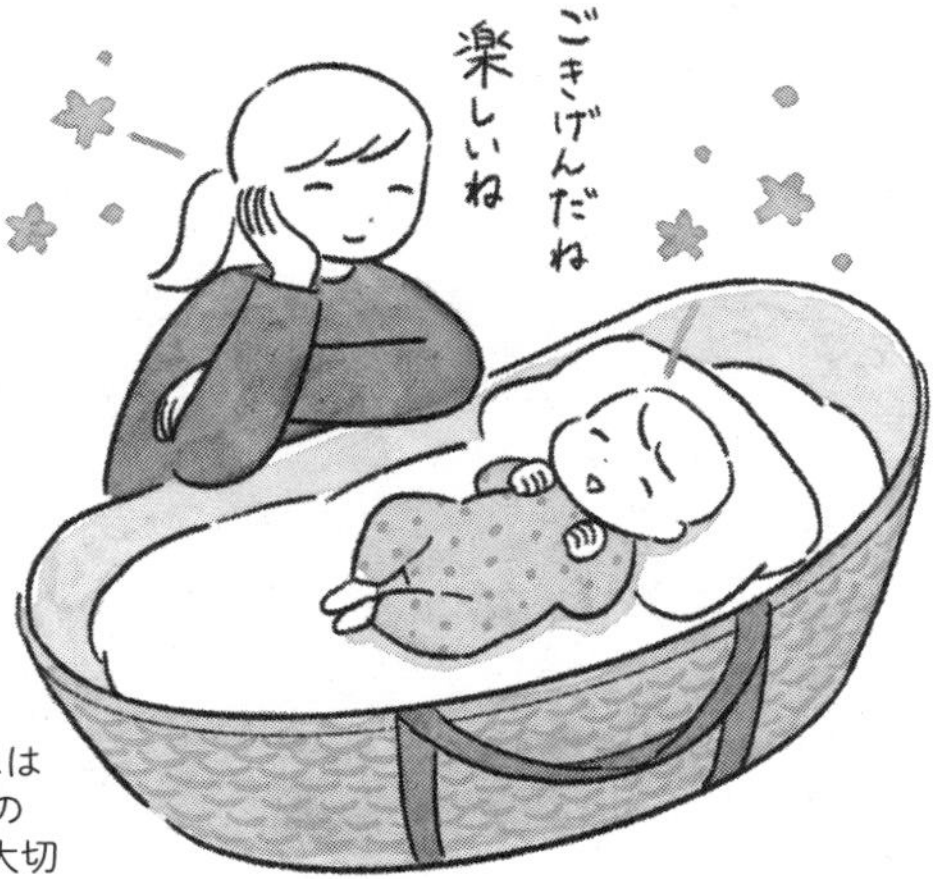

情動調律には
お母さんとの
やりとりが大切

立てられることを知ります。

自分の感情をそのままぶつけるのではなく、ときには、その感情をセーブしたり、言葉で説得することの大切さを知り、そのための方法を身につけていきます。

癪《しゃく》にさわったからと、友だちを蹴飛ばそうとしたら、「言葉で言えば伝わるよ、言ってごらん」と大人にいさめられたりもします。

このようにして、子どもたちは、他者と心を響かせ合いながら、好ましい人間関係を築くための能力を高めていくのです。

育ち方しだいでは、自分の感情もわからなくなる

ところが、養育者に愛されずに発達性トラウマをつくってしまう子どもは、情動調律がおこなわれるような環境とはかけ離れた環境におかれています。

いくら泣いても、お母さんはきてくれない、自分がニコニコしても、お母さんは無表情で抱いてくれることもない……。このようなことが続くと、赤ちゃんは無力感をいだき、母親に愛情をもてなくなり、自分の感情や感覚を麻痺させるようになります。

また、カッとなって子どもを叩いたりする養育者は、感情や感覚を感じて抑える感情調整機能を自分でもうまく働かせることができていません。養育者がそのようなことでは、子どもは養育者から情動調律を学ぶことはできません。

子どものときに情動調律の機会がなければ、大人になっても、他人と関わるときに自分の感情をうまくコントロールすることがむずかしくなります。相手の気持ちはおかまいなしで突然逆上するようなことがあれば、他人とよい関係は築け

ないでしょう。

また、両親などの養育者が、子どもに対して、口では「大好き」と言いながらも実際には嫌っているような行動をとったり、そのときの体調や気分でほめられたり、叱られたりすると、子どもは、その大人を信頼できなくなります。

さらには、自分の喜怒哀楽の感情や、快・不快、痛い・痛くないといった感覚を麻痺させて、感じなくなっていきます。

その結果、自分の本当の感情や感覚がわからなくなってしまうのです。リアルな感情や感覚がわからなくなると、過去の記憶と結びついた偽りの感情や感覚に支配されるようになります。

この状態が続くと、やがて勝手に神経が興奮し、ささいな刺激にも強く反応するようになっていきます。こうなると、ますます感情調整がむずかしくなるのです。

マイナス思考も被害妄想も、トラウマ記憶から生まれていた

トラウマに悩む人が抱える「3つの思い込み」

人は育った家庭の中で、物事の感じ方や考え方、行動の仕方を身につけていきます。

幼いころに家庭で身につけた感じ方や考え方、行動の仕方は、大人になっても変わることなく、考え方の枠組みとしての価値観やルールとなるのです。

中でも、小さなころに培った考え方は、大人になっても根強く残り、「思い込み」として機能することが多々あります。

思い込みとは「心の中に染みついている無意識の思考のクセ」のことです。人

は環境や内部からの情報刺激を「それぞれの思い込み」をとおして得ています。

よくいわれることですが、コップに半分入った水を見て「こんなにたくさん入っている」と感じるか、「これだけしか入っていない」と感じるかは、人それぞれの思い込みによって異なります。

思い込みによって価値観やルールは異なり、物事や世界は1人ひとり異なるかたちでとらえられているということになります。

ここでは、発達性トラウマに悩む方に共通する「3つの思い込み」を紹介します。これらの思い込みによって、対人関係で苦労する方が多くいるのです。

思い込み① 見捨てられ不安

発達性トラウマを抱えている人の中には、子どものころから親に認めてもらえるいい子を演じつづけ、大人になっても、それが「自分の本当の姿だ」と思っている人が多々います。

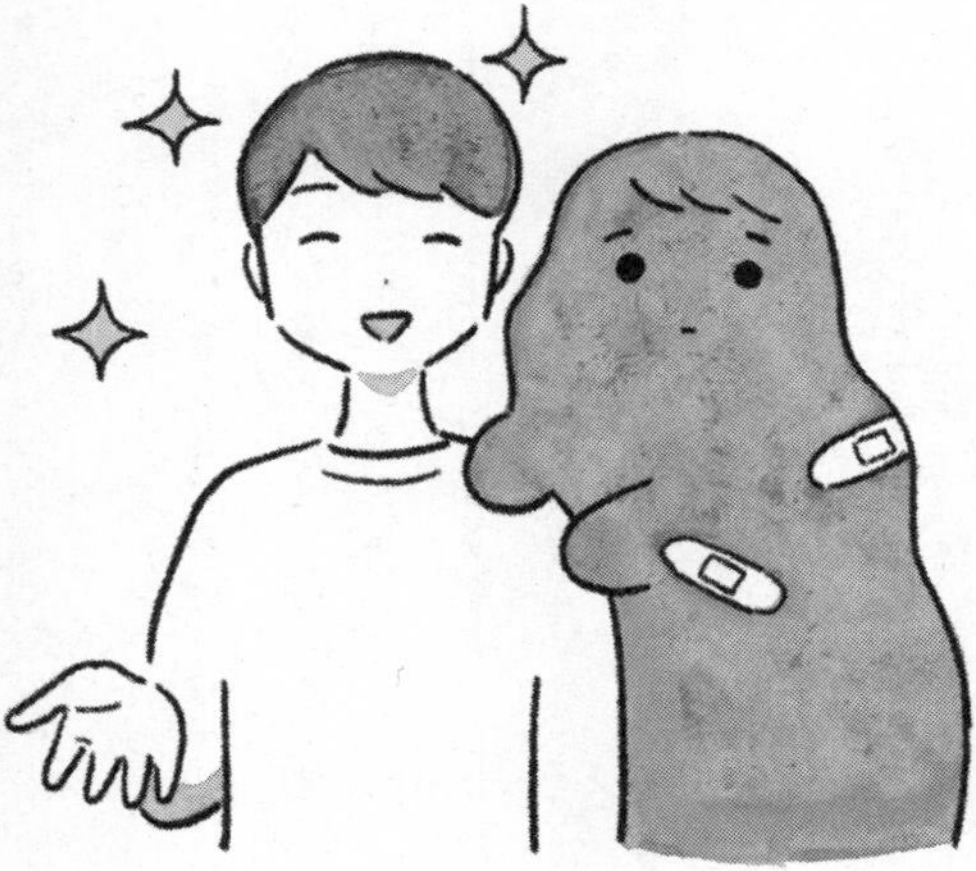

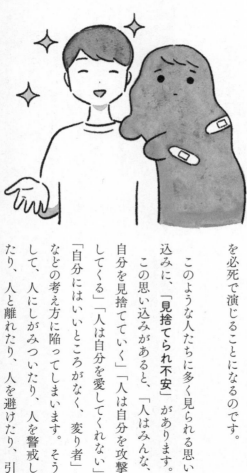

「いい子」の
裏には
見捨てられ
不安がある
ことも

そのような人は、大人になってもなお、ありのままの自分を見出せず、親に認めてもらえるような「仮面をつけた自分」を必死で演じることになるのです。

このような人たちに多く見られる思い込みに、**「見捨てられ不安」**があります。

この思い込みがあると、「人はみんな、自分を見捨てていく」「人は自分を攻撃してくる」「人は自分を愛してくれない」「自分にはいいところがなく、変り者」などの考え方に陥ってしまいます。そうして、人にしがみついたり、人を警戒したり、人と離れたり、人を避けたり、引きこもったりするようになるのです。

このような痛ましい考え方に陥ってしまう背景には、親に愛されていないという不安感や自分を尊重できない自己肯定感の弱さがあります。

思い込み② 否定的・完璧主義的考え

私たちはふつう、幼いころから親に多少叱られたり、どなられたりしても、自分は、親に愛されているという絶対的な信頼を抱いています。完璧じゃないとしても、「ありのままの自分」を親は愛してくれているという信頼ですね。

ところが、親子の関わりの中で、ありのままの自分では認めてもらえず、いつも抑えつけられていて、「自由にのびのび動きたい」「楽しく遊びたい」などの欲求が満たされないと、「自分をがんじがらめにしなくては」という思い込みが生まれます。その結果、「人生はつらいことだらけ」「きちんとしなければ」「失敗は許されない」などの考えになってしまいます。

そうして、**物事を否定的にとらえたり、感情を抑制したり、完璧主義になった**

りして、自分を責めるようになるのです。心の傷が深いだけ、仮面をつけて隠すことが多くなります。仮面が増えると、そのぶんさまざまな「思い込み」も増えていき、それが自分の行動に大きく影響するようになるのです。

この思い込みがあると対人関係でも、否定的に出来事をとらえたり、完璧主義的な考えをするようになります。そのため、相手の言動をネガティブに受けとめることが多くなったり、対人関係でも「白黒をはっきりさせたい」という考えが生まれます。人と人との関係においては、曖昧な言葉でしか示せない状態も多々あるわけですが……。

しかし、この考え方に陥っている人にとっては、すべてが「敵か、味方か」という2者択一の中におさまってしまい、あの友人とは絶対に離れられない、または、この恋人とは距離をおかなければ……という、勝手な思い込みをもつことで、自分や他人を追いつめてしまうことがあるのです。

思い込み③　自分も他人も歪んで見えるマイナスの考え

子どものころから何度もトラウマを負ってきた人たちは、歪んだマイナスの思い込みに悩んでいることが多いのです。

親から暴力をふるわれたり、口汚く罵られたりすることは、マイナスの自己イメージを幼い心に注入されつづけるようなものです。幼い子どもには親のそのような行動や言葉をはねつける力はないので、それらはそのまま心の中にとり込まれていきます。

そして、「ぶたれるのは自分が悪いからだ」「『おまえはダメな子だ』とお母さんが言うのだから、自分はダメな子なんだ」という極度にマイナスに歪んだ思い込みが形成されていくのです。

そのため、自分自身をマイナスのイメージでしかとらえられなくなり、その結果、「私にはできっこない」「きっと私は失敗する」「私のことを必要としてくれる人なんているわけがない」といったマイナス思考にはまってしまうのです。

このマイナスの思い込みは、他人を見るときにも影響を及ぼします。

マイナスの思い込みで他人を見たとき、その思い込みが「拡大レンズ」となって、自らの弱さ、小ささとは対照的に、相手がことさら大きく見えてしまい、優秀で、幸せな人生を送っているかのように感じたりもするのです。

そのせいで、相手に対してオドオドして、自分の考えを主張できなかったり、あるいは、卑屈なほど従順になったりといったことが起きてしまいます。

また、その思い込みのせいで、他人を「自分を裏切る人」として見てしまうこともあります。最も信頼できるはずの親からひどい仕打ちを受けたことで他人に対する見方が歪みます。その思い込みで他人を見ることで、「相手は自分を裏切る人だ」「ひどい目に遭わせる人だ」といった過剰な警戒感が生まれるのです。

このように、マイナスの思い込みは自分の姿も、他人の姿も歪めてしまいます。

歪んで見える自分と他者とでは、ぬくもりにあふれた健全な関係を築くことはできませんし、ましてや被害妄想があれば人間関係をつくることはよりむずかしくなるでしょう。

悲観しやすい人に共通していること

強い緊張や恐怖の体験が〝扁桃体〟を刺激する

実は発達性トラウマの人は、**脳の状態から見ても「マイナス思考」に傾きやすいといえます。**

強い危険や恐怖を感じると、感覚も感情も思考もすべてネガティブに意味づけされます。それは脳の中にある恐怖の回路の中枢である扁桃体の働きによります。

楽観的に物事をとらえるときに働くのは、脳の左側の前頭前野を中心に存在する「**楽観脳**」と呼ばれる神経回路です。楽観脳のある左外側の前頭前野には、感

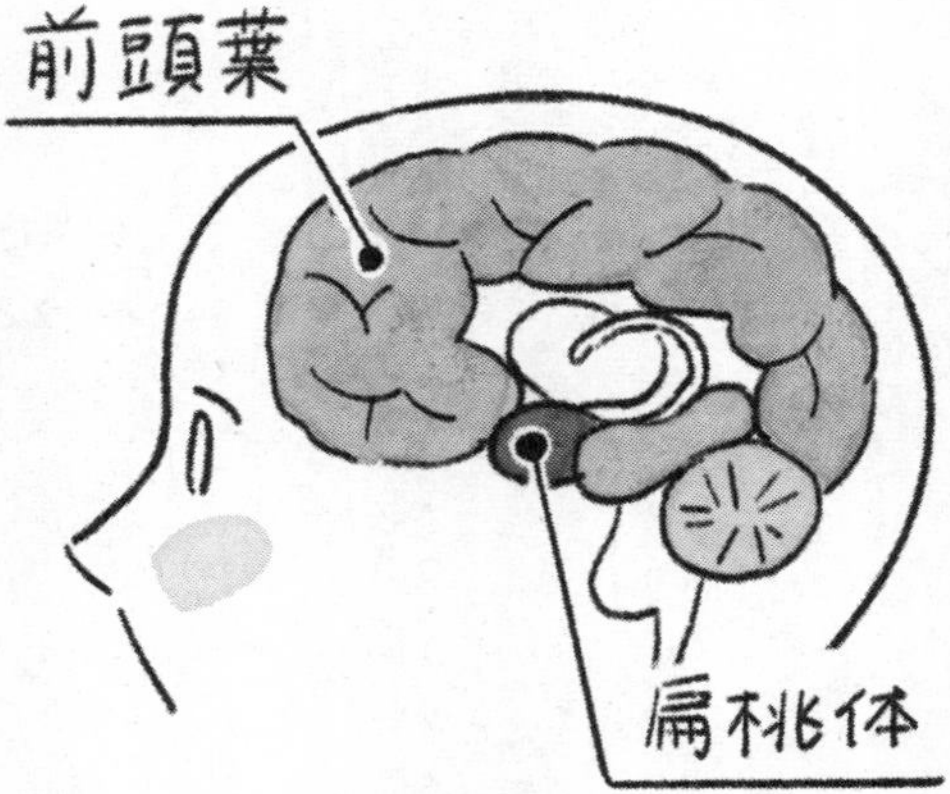

楽観脳は前頭前野（前頭葉）に、悲観脳は扁桃体にある神経回路

情を抑え込み、不安や恐怖の渦に思考が巻き込まれるのを防ぎ、情緒的混乱に陥るのを防ぐ働きもあります。

反対に悲観的に物事をとらえるときに働くのは、脳の深くにあって扁桃体を中心に存在する「**悲観脳**」と呼ばれる神経回路です。

悲観脳の回路がある扁桃体は、その働きが強いと、とてもネガティブな精神状態になることが知られています。イライラしやすくなったり、精神的ストレスを受けやすくなったり、気分にムラが出たりするのです。

子どものころに虐待などを受けた人たちは、脳が強い緊張にさらされつづけた結果、悲観脳が強くて、楽観脳が弱い神経回路のパターンをもつようになります。楽観的な思考や認知に関わる前頭前野の働きが弱ってしまうのです。

しかも、発達性トラウマを抱えていて「過覚醒（強いストレスを受けたときに起こる緊張状態が、ストレスがなくなったあとも持続する状態）」に陥っている人は、恐怖の神経回路の中心的役割を果たす扁桃体が過剰に活動していることもわかっています。

ふつうなら、扁桃体の活動が暴走しないように、前頭前野がブレーキをかけます。しかし、発達性トラウマを抱えている人は、それを抑える前頭前野の機能が低下しているので、それがうまくいかないのです。

また、右内側の前頭前野は「心の理論の回路」の一部でもあります。

心の理論の回路には「他者の心の状態を推測すること、つまり、他者の心の状態を理解し、他者の行動を予測すること」という機能があります。

この機能が弱いと、相手の気持ちがわからない状態となり、自分の欲求を一方的に突きつけたり、相手の気持ちを無視した言動をして、他者と関わることがむずかしくなるのです。

キレたくないのに、キレてしまう理由

「ほっとけ」と「何とかしろ」を同時に求めてしまう

多くの発達性トラウマは、両親をはじめとする家族との愛着形成や情動調律がうまくいかない幼いころの逆境体験の中で起こります。

それゆえに、自分のすべてを認め愛してくれる、やさしくて、誠実な友人や恋人との出会いによって救われ、発達性トラウマが解消されることが起こりえます。

そのいっぽうで、自分を守ってくれる、安全な人にようやくめぐり会えたというのに、その友人なり恋人なりに、わきあがってくる怒りをぶつけて攻撃し、せっかくできあがった関係を自ら壊してしまうこともあります。

身近な人に思いきり怒りをぶつけてしまう……。

これも、発達性トラウマが心に与える影響のひとつなのです。

順を追って、その不可解な行動とその裏にある心理を紐解いていきましょう。

まず、この行為をおこなう理由のひとつには、「甘え」があります。

発達性トラウマを抱える人は、自尊心や自己肯定感が弱く、他者への依存度が高くなりがちです。依存度の高い人は、自尊心やしっかりした自分軸と他者との境界線がもてないかぎり、精神的自立はむずかしくなります。自分が依存している親や友人や恋人がいなくなったら、自分は生きられないとも感じてしまいます。

そんな**自分自身への罪悪感や自責感、自己否定感や見捨てられ不安、深い悲しみ、怒りを、何もやり返してこない安全な人に向けてぶつけるのです。**

思春期の子どものようなものですね。親の干渉をひどく嫌い、自立したいけれど、親に精神的にも経済的にも依存しなければ生きていけない……。「ほっとけ」と「何とかしろ」を同時に親に迫り、攻撃するのが思春期の子どもの特徴です。

なお、発達性トラウマをもつ人は、外部からの刺激に敏感で、人づき合いが苦手な人が多く、職場や出先では不安や緊張を強いられ、ストレスが溜まりがちです。そして、人によっては「こうしたい、ああしたい」と自己主張をするかわりに、「こうしたほうがよかった」「ああ言えばよかった」と、他人の目ばかりをつねに意識して、自分の感情を抑え込み、鬱屈した思いを抱えることも多いのです。

そのため、安心できる関係の人のもとに戻ったとき、押さえ込んできた苦しみや悲しみを怒りとして、その人に向けて爆発させることがあります。

こうした態度もまた、甘えそのものといえますが、一概に悪いことともいえません。

大事な人に対しても、疑心暗鬼に

自分にとって安全な人に対して攻撃するのは、**自分や他人を信頼できずに、疑心暗鬼になっていることも関係してきます。**

自尊心や自己肯定感が弱く、他者から肯定されているという感覚も低い人の心の中では、たとえ相手が本当にやさしくしてくれても、「本当は嫌われているのかもしれない」「いつか裏切られるかもしれない」「だまされるかもしれない」といった疑心暗鬼が容易に頭をもたげてくるのです。

すると、その不安から相手にイライラをぶつけたり、また、相手のちょっとした言葉に反応して怒りだしたりしてしまいます。

ただし、相手が、反撃に出るような人だったり、自分の心の内を見透かし、否定するような人だったりすれば、そのような攻撃に出ることはありません。「ほっとけ」「何とかしろ」などと安全で、かつ、やさしい人に向かっていく──。

まさにわき出す感情を理性が抑えきれない思春期の心もようです。

なぜ、心に傷をもった人のことを好きになるのか

親密な関係の中に「共依存」が隠れている

自分では気づいていなくても、トラウマを抱えている人は、同じような心の痛みを抱えている人に惹かれるものです。

抱えている心の痛みを最も理解し合えるのは、同じようなトラウマを抱えていたり、同じような経験をした人たちだと、心のどこかで思っているからかもしれません。

依存や現代における関係性の問題について研究している小西真理子氏の著作

『共依存の倫理』（晃洋書房）には、「家族から愛されずに育った人は、自分と同様に愛されずに育った配偶者を選び、おたがいにその相手を愛することで、自分の気持ちを満足させていると考えられる」という内容の記述もあります。

実際に臨床の現場で、発達性トラウマを抱えている方にお会いすると、このような傾向はよく見られるように思います。

このような関係でも、おたがいがおたがいを必要とし、おたがいに満足しているうちは、まったく問題ありません。しかし、相手が暴力をふるったり、こちらを支配したりする「DV男・DV女」だったり、反対に周囲の人との関係をまったく築けなかったりする「ダメ男・ダメ女」だったりすると、おたがいの人間関係に支障が出てきてしまいます。

ここでは、具体的なケースを見ながら、発達性トラウマの方が陥りやすい「親密な人間関係」をいくつか紹介していきましょう。

「あなたを救えるのは私だけ」という思い込み

心の奥深いところでふれ合える、理解し合えるのは、トラウマを共有している相手だけ。そんな思いが無意識のうちにある人が多いのでしょう。発達性トラウマを抱えている男女が、磁石のように惹かれ合うことはめずらしくありません。

ある若い男性と、男性よりも年上の女性の「解離カップル」もそうでした。

「解離」とは、無意識に起きる心の防衛反応であり、自分の体験や記憶、現実のあり様を意識から切り離し、感じなくしてしまう心の動きのことです。

つらい体験などをしたときに、自分の感情や感覚、現実の刺激を自分が感じることがつらすぎるので、意識から切り離し、その記憶を抑圧して忘れ去ったり、「もうひとりの自分」を自分の中に生み出して記憶を抱えてもらう、ということを無意識におこないます。

「解離カップル」は、男性も女性も解離を抱えていました。

ふたりともふだんはやさしく、おだやかなのに、いったん解離状態になると、攻撃的で暴力的な交代人格が現れて、暴れだします。実はこのカップルに解離が起きたのも、もとはといえば「子どものころのつらい体験」があったためです。幼少期に自分では抱えきれないほどのつらい荷物を負わされ、生き残るための自己防衛手段として解離が起き、交代人格を生みだしていたのです。

男性は子どものころから、父親に暴力をふるわれてきたことがトラウマになっていました。あるとき、男性に催眠療法をおこない、子どものころに戻ってもらうと「お父さん大好き、遊んで」と猛烈に泣きじゃくりました。いっぽう、母親に対しては「おれのことをほっときやがって」と、恨みや怒りをあらわにしました。

暴力をふるう加害者である父親には、怖がりながらも、ひたすら愛着を求め、そのいっぽうで、仲のいい母親には殴りつける父親を止めようとしなかったことへの嫌悪感を見せたのです。

女性のほうは、母親から支配というやさしい虐待を受けながらも、家族の混乱

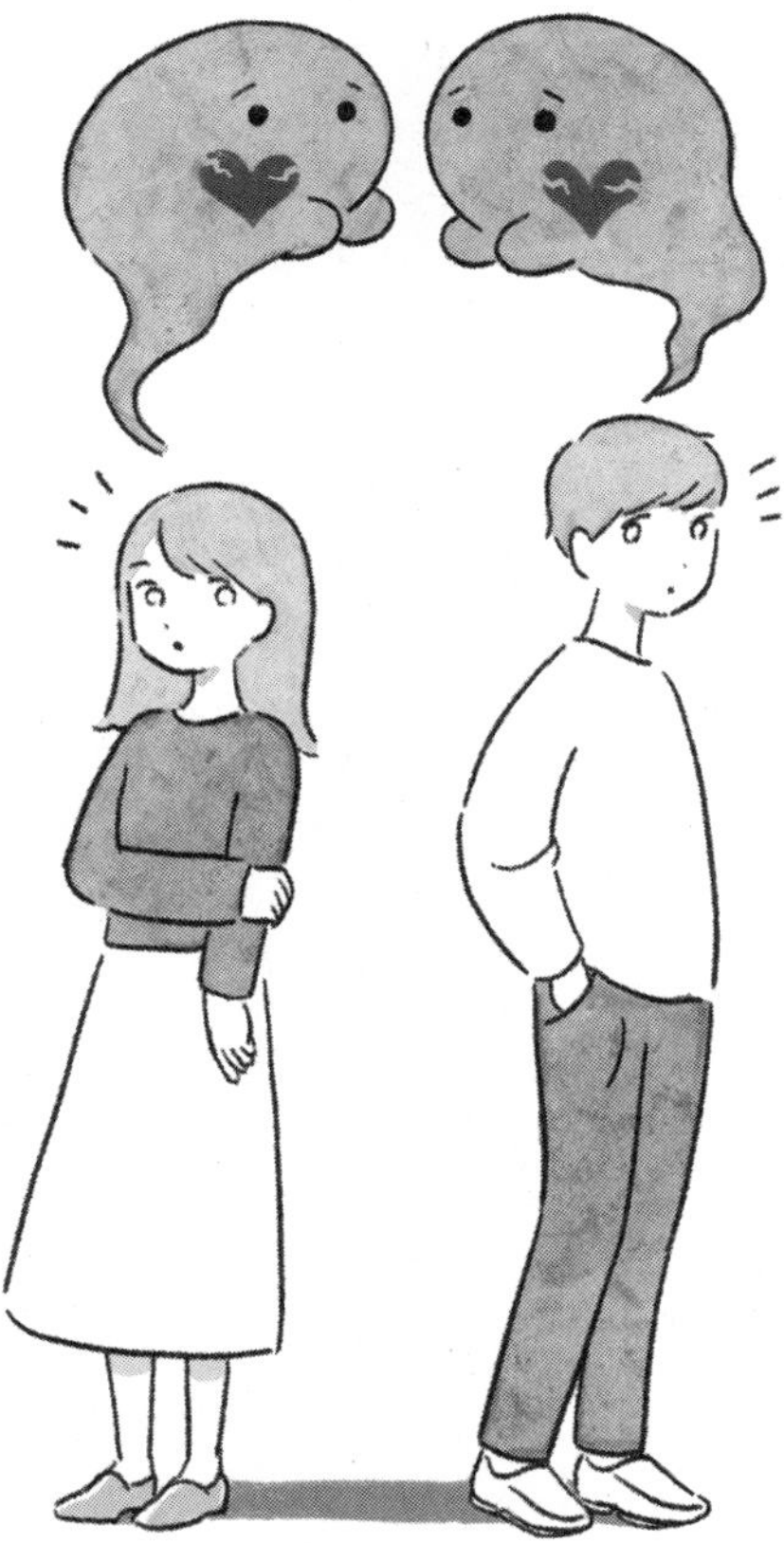

トラウマをもつ人同士で、惹かれ合うことも多い

を抑える世話役として育ってきました。

このふたりのように、**父親から暴力を受けた夫と、母親から支配を受けた妻のカップルは、実は、よく見られる組み合わせです。**

男性は父親から受けた傷を、母親のような甘えられる年上の女性に癒やしてもらいたいという願望があります。いっぽう女性は、母親から母性を示してもらえなかったために、母性へのあこがれとこだわりが強いのです。年下の甘えん坊の男性となら、母性を思う存分に発揮できます。

つまり、このふたりはおたがいの求めているものが合致しているのです。この女性の口グセは、「彼を癒やせるのは、私しかいない」というものでした。そして、男性は私に「彼女といると、とても落ち着く」と言っていました。

トラウマが深いと「快」が強くなる

相性がいいとはいえ、先ほどの例では、ふたりともトラウマを抱えていることに変わりはありません。

女性が「やさしいお母さん」をしていても、ささいなことがきっかけで夫婦ゲンカが始まると、たいていまず男性が解離して別人格になり、女性に暴力をふるうことになります。すると、暴力をふるわれているうちに、女性のほうが解離して別人格になり、男性のほうは解離から覚めるのです。

片方に解離のスイッチが入ると、もう片方が解離から現実に戻り、覚めます。ふたりとも同時に別人格にはならないのが、解離の不思議なところです。

このようなドタバタをくりかえしながらも、ふたりはおたがいを必要とし、おたがいを守り合っています。

親から暴力を受けたというトラウマ体験を共有している者同士、たがいに求め合う感覚が一致していて、そのことが、ほかの相手ではありえないほど、ふたりを強く結びつけているのでしょう。

このように、**トラウマが深ければ深いほど、理解し合い、助け合うことができます。いっぽうで、怒りの人格が出やすく、傷つけ合ってしまうのも事実です。**

「もう別れる」と言いながら、離れられない人たち

深層心理には「満たされなかった欲求」がある

女性に暴力をふるう男性など最低であり、そのような男だとわかれば、すぐに別れたほうがいい……。そう考えるのが、ふつうの感覚でしょう。ところが、暴力をふるわれて命からがら逃げ出しても、じきに男性の元へ戻っていく女性がいるのです。

D子さんもそのひとりでした。彼女は天使のようにかわいらしくて、気がきいて、頭の回転の速い女性でした。ところが、父親から暴力をふるわれる母親をか

ばいながら母親の愚痴を聞き、明るく気丈にふるまういっぽうで父親から性的暴力を受ける、という発達性トラウマを抱えていたのです。

D子さんがつき合うのは、みんな、イケメンで女たらしの若い男性です。そして、気に入らないことがあると、すぐに彼女を殴りつけます。それも、立ち上がるのもやっとというほどまでに殴りつけるのです。D子さんはそのたびにシェルター（女性がDVなどから逃げるための施設）へ逃げ込むのですが、しばらくすると、その暴力男性の元へ帰っていきます。

まわりの人たちがいくら「別れるように」と言っても、そして、本人も納得して「別れる」と約束しても、なかなか男性と別れることができません。それどころか、苦労して稼いだお金も自分の体も、求められるままに与えてしまうのを止められないのです。

いったいなぜ、D子さんのように多くの女性たちが暴力をふるう男性の元へ戻っていくのでしょうか。そして、なぜ、その男性から離れられないのでしょうか。

第2章で少しふれた、**トラウマの「再演」という現象が、理由のひとつに考えられます。**再演とは、自分でも無意識のうちに、過去のトラウマ体験と同様の状況にあえて身を置こうとする現象のことを指します。一般的には、過去に自分がコントロールできなかった事柄や状況を、今度こそ、自分の力で対処し乗り越えようという深層心理が働いていると説明されます。

女性たちが暴力的な男に引き寄せられ、さらに、殴られても蹴られても、その男性から離れられないのも、また、幼少期に親から殴られたり蹴られたりしたトラウマ体験の再演と考えられるのです。

しかし、D子さんの場合には、子どものころに求めても得られなかった「愛されたい」「認められたい」「必要とされたい」という承認欲求を、今度こそ満たそうという深層心理が働いていたと考えられます。

ただ、今度こそ愛されよう、認められよう、必要とされようという無意識の思いがあっても、その願望が実現することは、ありませんでした。なぜなら、「愛されないのは自分の努力が足りないからではないか」「自分には愛される価値などないのではないか」という自分を責める心が、D子さんの中に根深くあったからです。

自分の本当の心から目をそらして、自分軸で生きようとせず、相手が変わることばかり期待していても、同じことをくりかえすばかりです。まずは自分が変わらなければならないのです。

男性を「かわいがる」女性の心理とは?

暴力とは無縁でも、怠け者で優柔不断で経済力もない、そんな男性ばかり好きになる女性もいます。

そういった女性たちの行動にもおそらく、発達性トラウマが関係しています。

それも多くは、両親との関係で生まれてきます。

親に愛情をかけてもらえない、もしくは、両親が離婚して幼いころに片方の親から引き離された……そのような女性は、父親らしい深い愛情や母親らしいこまやかな愛情を知らずに育ちます。

それゆえに、自分が得られなかった父性、母性に対する強いあこがれがあるのです。

心にできた傷とともにもっていた強いあこがれは、大人になってからもくすぶりつづけ、異性とのつき合いの中で自らが「お父さん」「お母さん」となり、思い描いた理想に浸る……という行為につながります。

精神的にも、経済的にも自立している「まともな男性」は、「お母さん」や「お父さん」を必要としていません。大人になっても「お母さん」「お父さん」を必要としている男性は、残念ながら、そんな「自立した大人の男性」と対極にいるといえるでしょう。

しかし、父性や母性を発揮できる対象である男性が、彼女たちにはかわいくてなりません。中には、ダメならダメなほどかわいく感じられてしまう女性もいます。「デキの悪い子どもほどかわいい」などといわれますが、その恋人版といえばよいでしょう。

自分よりもダメな人でないと愛せなくなる

親から愛されなかった女性ばかりが、このような男性にはまるわけではありません。小さなころの逆境的な体験が原因で、自尊心や自己肯定感がとても低い女性も、こうした「ダメ男」にはまる可能性が高いと、私は考えています。

幼いころに学校の先生や、周囲の友だち、家族などから、「ダメな子」だの「トロい子」などと言われつづけていると、自己肯定感がとても低くなります。自己肯定感が低いと、心の奥底に「ダメな自分では、まともな男性とは釣り合わない」という思い込みが確信のように生まれるのです。

しかし、相手がダメな男性であれば、心配ありません。いつでも自分が優位な立場でいられますし、もちろん「ダメな子」「トロい子」と言われる心配もありません。「バカにされるかもしれない」といった不安から解放され、心に余裕も生まれるでしょう。

それどころか、今度は自分が相手を「ダメだ」だの「トロい」だのと言うことができるのです。

発達性トラウマがあって、自尊心や自己肯定感の低い女性たちの中には、自分よりも劣っていると思える男性を支配することでようやく、過去の苦しみ、悲しみから解放されるように感じられる人もいます。

トラウマを抱えている被害者は、自分を守るために加害者の考えを無意識にとり込みます。やがて、被害者の中にいる「加害者」が、新たな被害者をつくりだすのです。

この場合であれば、トラウマとなる暴言や暴力を受けた女性が、トラウマの原因である加害者を自分の中にとり込みます。そして、女性の中にいる「加害者」

が、女性よりも劣っている男性に対して支配を強め、男性の中に新たなトラウマを生むのです。

しかし、被害者の中にいる「加害者」は、被害者が本来もっていた心ではありません。そのため被害者は相手を支配していても、どこか居心地が悪く、自分らしくない感じがしているのです。

男女がおたがいをひとりの人間として尊重し合えるのが、健全な関係であるなら、大人の男性をペットのようにかわいがったり、自分が絶対的優位に立てる相手との中で安心感を得たりする関係は、やはりどこか歪んでいるといえます。

「過去を生きている」と、関係にひずみが生まれる

「幸せになって見返してやる」が危険な理由

ここまでご紹介したように、暴力をふるう夫に痛めつけられたり、働かない男にだまされたりして、結局、別れることになったとき、女性によっては「絶対に幸せになって、見返してやる！」と、周囲に宣言したりします。

この言葉は、いつまでも恨みつらみや、相手への未練を言うよりも、よほど潔く感じられるでしょう。

それに、「幸せになって」のひと言には、前向きに生きていくという気持ちがこめられているようにも感じられます。

でも、この「幸せになって見返してやる宣言」は本当に潔くて、前向きな気持ちの表れといえるのでしょうか。

私には、とてもそのようには思えません。

「見返してやる」というくらいですから、相手のことをいまだに強く意識しているのです。たとえ相手に未練はなくても、恨みつらみが残っているのです。つまり、この宣言は、「過去にとらわれている」ことの表れ以外の何ものでもないのです。

過去にとらわれているということは、ある意味、「過去を生きている」のと同じです。過去にこだわる時間があったら、「いま、このとき」を生きることにエネルギーを費やしたほうが、よほど生産的であり、脳にとっても省エネなのです。

裏切った恋人、暴力をふるった夫を恨むかわりに、彼らとの関わりを過去の失敗として自分の中で認めたうえで、「人生には失敗がつきもの」と割りきりましょう。そして、「いい勉強になった」「人生の学びだ」と思って、過去を手放すのです。

過去を手放し、いまを生きることこそ、前向きな生き方という言葉にふさわしいものでしょう。

楽観脳を強くするために大事なこと

先に「楽観脳」が存在しているとお伝えした左外側の前頭前野は、動物の進化や個体発生の過程で遅くできあがった脳であり、成長が完了するのに25歳ごろまでかかります。この部位が、人の知性や理性や意思を担っています。

そして先に「悲観脳」として紹介した扁桃体は、感情や情動を担っています。この部分は進化的に先にできる古い脳です。

危険に対処する恐怖の回路の中心にあるのは扁桃体であり、危険な出来事に対し、一瞬で恐怖反応を引き起こします。

恐怖の回路は、扁桃体から前頭前野に向かって伸びています。実は、この回路のほうが、その逆（前頭前野から扁桃体へ伸びる回路）よりもずっと数が多いのです。そのため、危険を感じる脳の働き、つまり、**感情や情動を司る扁桃体のほうが、感情を抑えて理性的に考える前頭前野よりもずっと大きな影響力をもつのです。**

この悲観脳優位な神経回路のしくみを逆転させて、楽観脳を優位に働かせるためにはどうすればよいのでしょうか。

詳しい方法はこのあとお伝えしますが、簡単に説明すると、まずは悲観脳を刺激しないように、嫌なこと、人、物を怖がったり、そこから逃げたり、それと戦ったりしないことです。

さらに、楽観脳を強くするためには、強気になり、危険だと思われるものとは距離をおき、現状をよく分析し、リラックスすることも大切です。

そして、危険に冷静に対処するには自分を強くする自尊心や自己肯定感も必要です。自己肯定感の高め方も、第5章で詳しくお伝えします。

いかがでしょうか。ここまで、発達性トラウマが人間関係を複雑にする理由を、さまざまな角度からお伝えしました。

解離や再演などの例が出てきたので、「自分には関係ない」と思われた方もいるかもしれません。しかし、つらい出来事があったときに、その前後の記憶があいまいになったり、うまくいかない出来事に何度も出合ったり、何かに対して「今度こそ自分の力でコントロールしよう」と思うことは、誰もがよく経験することではないでしょうか。

解離や再演は、日常の中で私たちが自然にやっていることなのです。

発達性トラウマもそうです。自分とは関係がない……そう思う方もいるかもしれません。しかし、もしかすると、あなたが抱えている人間関係の悩みの根っこは、小さなころに心の奥底にしまい込んだ「心の傷」にあるかもしれないのです。自分の生きづらさを無理に「トラウマ」と結びつける必要はありませんが、トラウマから目をそむけつづけることはできないと、私は思っています。

つづく第4章、第5章では、「よりよい人間関係を築く」にはどうしたらよいか、そして、あなたの中にあるかもしれない発達性トラウマに向き合う方法をお伝えしていきます。

第4章

人間関係の悩みを手放す方法

自分に寄り添うと、毎日がラクになる

人間関係をラクにする「思い込みの変え方」

3つの心構えで、変わっていける

ここからは早速、現状をよい方向に変えるための「具体的な方法」についてお伝えしていきましょう。

第1章で、人間関係の悩みは大きく分けて2つあると、お話ししましたね。

ひとつが、「広く浅い人間関係」に悩みを抱えるケース。もうひとつが、身近な人たちとの「狭く深い人間関係」がうまくいかないケースでした。

まず「広く浅い人間関係」に悩みをもっている場合、どう考えると人間関係がラクになるか、その心構えを3つ、お伝えしましょう。

心構え① まずは、自分の中のマイナスに気づく

会社や職場の人とうまく話せない、他人とコミュニケーションをとるのが苦手……と、悩んでいる方は、まず、**自分の脳が悲観脳になっていることと、自分の心の「歪んだマイナスの思い込み」に気がつくことから始めましょう。**

とくに、歪んだマイナスの思い込みをもっている人は多くいます。これは発達性トラウマによってつくられた思い込みなので、変えるには時間がかかるかもしれません。ただ、時間がかかったとしても、自分の思い込みは、自分で変えることができるのです。

「人生はつらいことだらけ」などの自分をがんじがらめにしていた思い込みや、「私なんて誰からも愛されない」などの自分はひとりぼっちで人とつながれないという思い込み、「みんなが自分の悪口を言っている」という思い込みなどに気づき手放せれば、他者へのマイナス思考や被害妄想も、すっと消えていきます。

これらがなくなれば、人間関係や、その間で起きる出来事をありのままにとらえることができるので、人間関係がだいぶラクになるはずです。

嫌なことが起きた！　と感じたときに、「これは自分の中の思い込みのせいではないか」と、一回振り返るクセをつけると、マイナスの思い込みに気づきやすくなります。

心構え② 言葉を入れ替える

どうやればマイナスの思い込みを、プラスに近づけられるのでしょう。

そのひとつに、言葉を入れ替えることで、自分の考えを「書き換える」方法があります。

記憶には、「その経験の最後が最も印象に残る」という性質があります。この性質を利用して文章を使い、自分の考えを書き換えるのです。

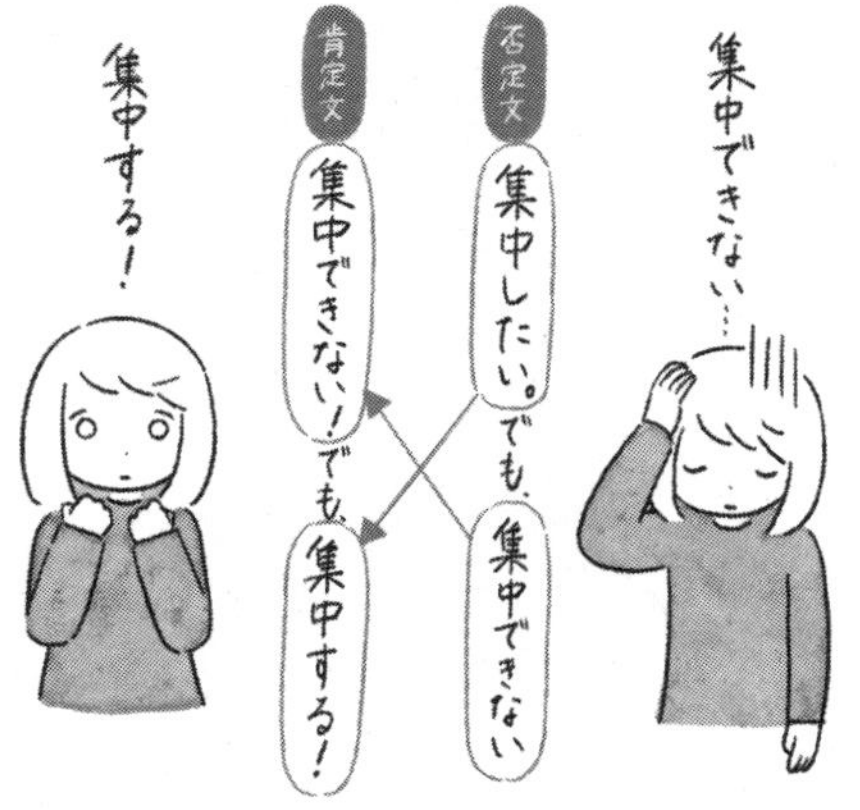
集中できない…
否定文
集中したい。でも、集中できない
肯定文
集中できない！でも、集中する！
集中する！

言葉を使って、考えを書き換える

具体的にいうと、文章の前文と後文とを入れ替えます。

たとえば、「集中したい。でも、集中できない」から、「集中できない。でも、集中する」に入れ替えます。

前者の最後は「集中できない」という否定文ですが、後者の最後は「集中する」という肯定文です。最後が印象に残るのですから、前者では「集中できない」が、後者では「集中する」が、より強く印象に残ることになります。

つまり、前者では、集中できないという気持ちが残ってしまいますが、後者のように入れ替えることで、集中したい気持ちがより強く残ることになるのです。

「きっと大丈夫！　でも、本当に大丈夫かなぁ？」と思ったときは、「本当に大丈夫かなぁ？　でも、きっと大丈夫！」と、頭の中で思いなおします。

人間関係であれば、「あの人と話せてよかった、でも、もしかして嫌われたのなら嫌だなぁ」を、「もしかして嫌われたのなら嫌だなぁ、でも、あの人と話せてよかった」というように、**言葉の順番を入れ替えるだけで、ポジティブな言葉としての印象が強まります。**

心構え③　ポジティブな言葉を言いきかせる

また、いつもマイナス思考に考えてしまうクセがあるなら、「大丈夫、絶対、大丈夫」「ありがとう、ありがとう」「すべてはうまくいっている」など、心がポジティブになる言葉を、自分自身に言いきかせるのもいいでしょう。

こうして、自分のマイナスの思い込みをプラスへと向けていくことで、いつの日にかプラスの考えが浮かびやすくなるはずです。

最初は、ふだん意識しない思い込みを自然な状態に戻すことは、とても時間のかかる作業に思えるかもしれませんが、やりつづければだんだんと心が軽くなってくることが実感できるでしょう。

プラスに考える、プラスの言葉を唱えるクセが板についてきたら、思いきって、周囲の人に話しかけてみましょう。

少しでも会話がはずむなど、他者との関係の中で楽しい経験が積み重ねられれば、コミュニケーションに対する苦手意識を少しずつ、なくしていけます。

こう考えれば、もう「寂しさ」に振り回されない

なぜ、過剰な寂しさを感じてしまうのか

つぎに、身近な人たちとの「狭く深い人間関係」がうまくいかないケースについて、順に見ていきましょう。

狭く深い人間関係の中で、重要なワードとなるのが、「寂しさ」と「孤独感」です。

人生において寂しさや孤独感は誰もが感じるもので、それらをまったく感じない人がいたら、そちらのほうが「不自然でごまかしている」といえるかもしれま

せん。

生きているかぎりは、心のどこかに寂しさや孤独感を抱えているのが、私たち人間ですが、発達性トラウマの人ではそれらが心の中心にあり、怒り、自暴自棄の感情、絶望感、空虚感、孤立無援感、寄る辺のない不安感、はげしい落ち込みなどが同時に次々と襲ってくるのです。

それは子どものころに負った心の傷がいまだ深く、残ったままだからです。親との間で安定した愛着が築けなかったことによる自尊心や自己肯定感のなさが、その根底に横たわっているのだと思います。


親との間に安定した愛着を築けた子どもは、親という安全基地を確保し、その中で、人に対する基本的信頼感や自分に対する自己肯定感を育てていくことができます。また、帰ることのできる安全基地があるという安心感の中で、好奇心をもって外の世界へ積極的に出ていき、探索する勇気を培うことができます。

もちろん、安定した愛着をもっている人でも、何かに失敗したり、失恋したりしたときに、あるいは、ただ秋の空や夕陽を見ただけでも、寂しくなることはあるでしょう。

それでも「誰かに愛されてきた」という満たされた気持ちがあるため、つまり、子どものころに育てた愛着があるため、その愛着に裏打ちされた自尊心や自己肯定感によって、過剰な孤独感に襲われないですんでいるのです。

安定した愛着が育てられなかった人が感じる寂しさは、愛着を築けた人たちとは質も量もまったく異なります。

養育者に愛と絆を求めることは、子どもにとって生存のための本能にもかかわらず、求めても求めても、その愛や絆を得られなかった。そのため、得られなかった愛情を求める気持ち、つまり「愛されたい」「甘えたい」「認められたい」気持ちが過剰なほど強くなりがちなのです。

友だちがいても、恋人ができても、その人たちには、このような過剰な承認欲求を受けとめつづけることは、むずかしいのです。

友だちや恋人にさえ応えてもらえないことに寂しさは募り、身の置きどころのない孤独感や孤立感に苦しむことになるのです。さらに、その寂しさという心の痛みを感じないですむように、知らず知らずのうちに何かに「のめり込む」ようになっていきます。お酒やドラッグなどの気分を変えてくれる物質や、高揚感をもたらしてくれる行為、心を満たしてくれる関係などに、のめり込んでしまうのです。

また、自己肯定感も自尊心もないので自分の中に「核となるもの」がありません。自分が何を必要としているかわからない。本当はどうしたいのかがわからない。自分がどう感じているかがわからない——このような自分の中に核のない頼りなさと、寄る辺のない不安さゆえに、承認欲求はさらに強くなっていきます。そしてそのような状態では、依存心も強くなります。

過剰な寂しさが生まれるのは、発達性トラウマによって脳内ネットワークがダメージを受けたことも関係するかもしれません。

子どものころのトラウマによって、社会性脳の中の共感の回路や、同調の回路や、心の理論の回路の働きが悪くなり、恐怖の回路の働きが強まったために、一緒にいても相手とのつながりを十分に感じられなくて、抑うつや不安が強くなり、寂しさを覚えるようになるのだと思います。

寂しさから脱出する方法

このような過剰なほどの寂しさと孤独感をつねに感じる状態から抜け出せたら、日々を生きるのがどれほどラクになるでしょうか。

そこから脱出するための第一歩は、**寂しがり屋の自分を「認めて、受け入れ、手放すこと」です。つまり「自己否定をやめること」が大前提となります。**

その具体的な方法をお伝えしましょう。

その方法とは、いまの困難さ、生きづらさを「そうなんだ。でもこれでいい」

と受け入れたうえで、そのことを「引き受けます。そして、手放します」と、自分に言いきかせることです。

自分には発達性トラウマがあり、そのために「誰かに認められたい」という承認欲求が強く、自尊心や自己肯定感がなく、人への信頼感もなく、安全基地もない。その事実を受け入れ、自分自身に向かって「私は、実は、……なんです」と口に出して言ってみるのです。

口に出して自分に言いきかせるという行為で、自分の本音を引き受け、手放せるのです。

より具体的に、「本当は、お母さんに妹と同じくらいかわいがってほしかったんだ」と過去のことを振り返っても、「本当のことを言うと、いまでも、ひとりになるとすごく寂しくて泣きたくなるんだ」でも、かまいません。

その独白を通して、つらい体験で傷を負った心、身近な人間からの愛情を求めつづけていた健気で、痛ましい子どものときの本音を強く感じてください。

自分を否定することなど必要ないのです。

寂しがり屋で孤独な自分を、「そうだったんだ」と心の底から認め、わきあがる感情を抑えることなく、涙を流してよいのです。

そして泣いて泣いて、泣き尽くしたときに「もういい」と手放すことができ、心がスッキリするはずです。

不自然で生きづらい「ニコイチの関係」って何？

ニコイチよりも、ニコニコの関係を

発達性トラウマを抱えている人たちには、対人関係においてある共通項があります。上岡陽江氏（薬物依存からの回復を望む女性のための民間施設、「ダルク女性ハウス」代表）がいうところの、「ニコイチ」の関係を求める点です。

ふたりなのに、まるでひとりのように相手と自分が重なり合っている。二個で一個だから、ニコイチです。

重なり合っているために、どちらかがどちらかの上に乗らなければ、この関係は成り立ちません。つまり、甘えと依存の関係であり、不自然で生きづらい関係といえるでしょう。

自我（自分に対する意識）には自分と他人を分ける、目に見えない「境界線」というものがあり、その境界線の内側にそれぞれの「自分軸」があります。ところが、ニコイチの関係では、おたがいの境界線を踏み越えて、相手と重なり合おうとするのです。

ニコイチの関係とは対照的なのが、「ニコニコの関係」です。二個で二個のまだから「ニコニコ」。独立した人間同士が適度な距離を保ちながら、そのときどきに応じて、近づいたり、離れたりするのが、ニコニコの関係の原則です。これが自立した人間関係のお手本といえます。自我をもった一個の人間としてたがいを尊重し合うことが、その関係の基本です。ですから、相手の境界線を越えて侵入したり、相手から侵されたりすることもないのです。

… ニコニコとニコイチの関係 …

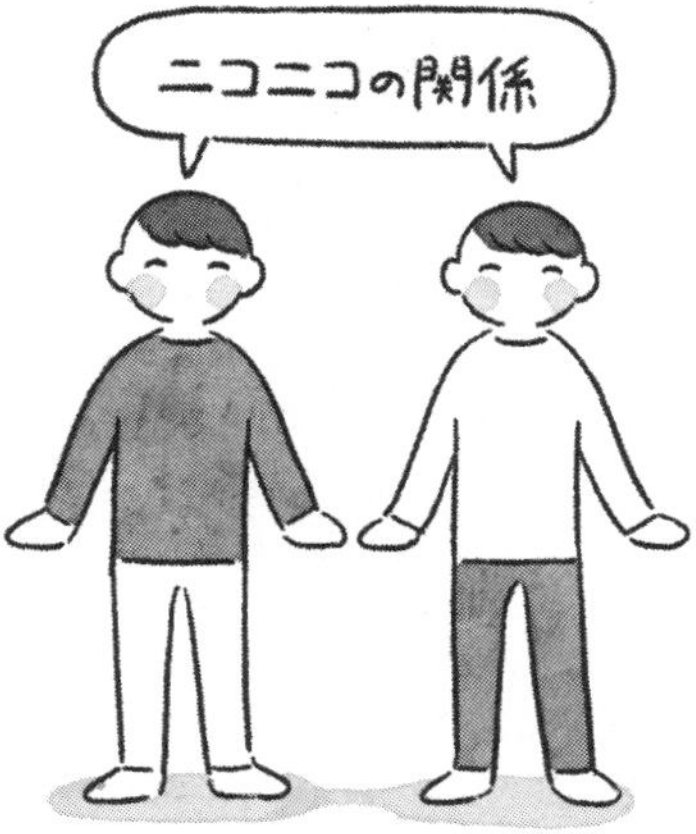

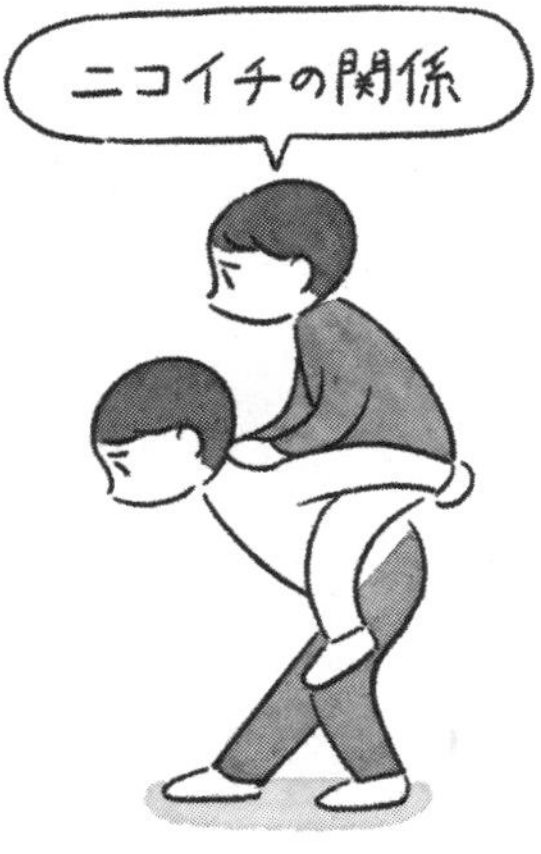

ニコイチに心地よさを感じてしまう理由

発達性トラウマのある人は、なぜニコイチの関係になってしまうのでしょうか。

深い孤独と寂しさを抱えているため、ニコニコのような距離を保った関係では寂しくてなりません。ぴったりと重なり合うことで、ようやく孤独と寂しさから逃れることができる気がするわけです。

また、発達性トラウマを抱えている人は、自分の境界線が弱く承認欲求が強いため、相手と重なって自分が依存したり、自分と重なって依存する相手を求めがちです。幼い頃から支配されつづけてきたためでしょう。

ニコイチの関係になって依存するときには、自分のすべてを理解して、そのすべてを受け入れてほしいと思ってしまい、そのことで相手を支配してしまうのです。

そのため、少しでも受け入れてもらえないと思うと、自分が全否定され、拒絶されたと感じて、「わかってくれない、裏切られた」という極端な結論に達してしまい、事実が起きるより前に、孤独と寂しさを募らせることになります。

複雑な人間の心を完璧に割りきることなどできません。あいまいな人の心を勝手にがんじがらめにしようとしては、相手との関係を保つのはむずかしくなるのは、明らかです。

依存されている側も、それが恋人であれ、友人であれ、あなたを重荷に感じて、遅かれ早かれ去っていくことになるでしょう。

寂しさから依存するような不自然な関係は、両者に苦痛を強いて、いずれは破綻します。そのとき、依存されてきた側は重荷を下ろしてホッとしますが、依存してきた側は深く傷つくことになります。

これ以上傷つかないためにも、そして、これ以上孤独と寂しさを募らせないためにも、ニコイチの関係を卒業して、ほかに多くの関係をつくり、それぞれに自然なニコニコの関係をつくれるようにしましょう。

ニコニコの関係。それは、独立した人間同士がおたがいを尊重し合う関係であり、尊重し合うからこそ、適度な距離が保たれるのです。

人を変えるのではなく「自分の世界」を変えてみる

自分のこれまでの人間関係や交友関係を振り返ってみましょう。

友だちや恋人とニコイチの関係ばかり続けてきたのではないでしょうか。

もし、そのことに気づいたら、それだけでも大きな進歩です。親しくなった人がいつも去っていってしまう。その原因を知ることができたのですから。

ニコイチを卒業して、ニコニコの関係が打ち立てられるようになるには、適度な距離を保ってつき合うことに心地よさを感じられるようになる必要があります。

ほどほどの距離を保った関係では、たしかに寂しさを感じます。そして、「ちょっと寂しい感じ」がするのが、ニコニコの関係なのです。

人は誰でも寂しいものだし、パートナーや友だちがいてもそれは変わりません。

寂しいのは当たり前のことと、そう思い定めて、寂しいけれど、ほどほどの距離を保って他者とつき合う練習を始めることにしましょう。ここでは2つの練習を紹介します。

「練習その1」自分ひとりの世界をもつ

この練習はひとり遊びができて、ひとりだけの時間を楽しめる自分になるのが目的です。それができるようになれば、相手と適度な距離を保つことが、心地よく感じられ、むしろ自分にとって好都合にさえ思えるでしょう。

そのためには、自分を楽しませて、ワクワクすることを始めるのです。読書でも音楽でも映画でもいいし、ジムやヨガスクールに通って体を動かすのも楽しいでしょう。英会話の勉強や、将来に備えて資格をとるのもいいかもしれません。

とにかく、自分が心から楽しめることを見つけて、やってみることが大切です。好きなこと楽しいことへの挑戦は、心がときめき、自分を高めることにつながるでしょう。

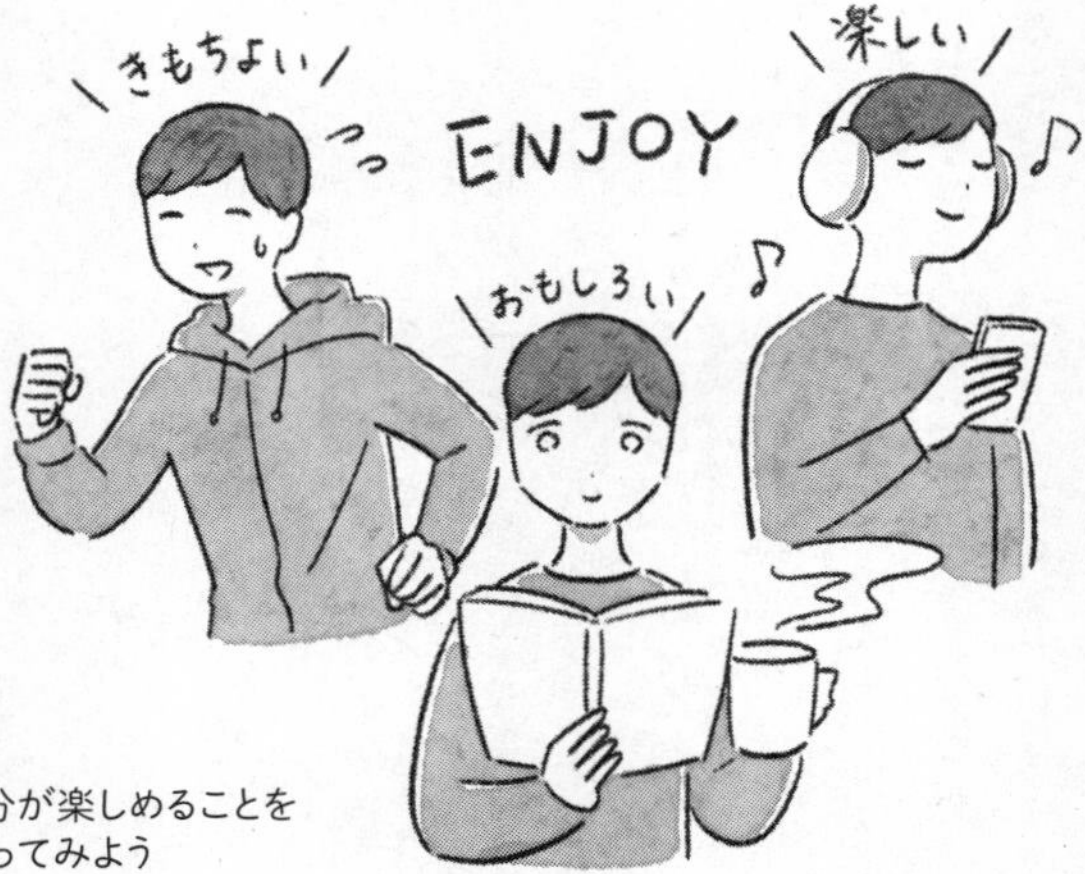

自分が楽しめることを
やってみよう

することがないまま、ひとりでいるときは、寂しさを強く意識するものです。

でも、その時間を無心に遊べるものにあてられれば、意識を寂しさからそらすことができますし、そのうちに、意識をそらすためではなくて、遊びそれ自体が楽しくて没頭できるようになるでしょう。

「孤独、イコール、寂しさ」とはかぎりません。ひとりだから孤独だから、その時間が楽しめることもあると知りましょう。それを知ったとき、「ちょっと寂しい」感じに耐えられる自分になっているはずです。

より多くのものに〝しがみつける自分〟になろう

いまの人たちはあまりにも孤独を恐れすぎているように感じます。

孤独になりすぎるのはよくないけれど、ひとりになって息をつく時間だって必要なはずです。「こうでなければならない」「みんなこうしているんだから」といった外の声に惑わされ、「見えないもの」の奴隷になってはいませんか。ひとりになる時間もなく、好きなことに目をつむっていませんか。

自分の人生の舵をきれるのは、自分自身だけです。

「ニコイチの関係からニコニコの関係へ」とか、「相手とほどほどの距離をとる」といっても、そのような関係では、自分を認めてくれる人間が誰もいなくなってしまうのではないかと不安になることもあるでしょう。

そこで必要なのは、その人だけとの生活や人間関係を改めて、「認められたい」

気持ちを他のことや人にも振り向けていくこと。先に述べた趣味や遊びでもいいですし、複数の人間関係をもち、それらで「認められたい」を満たせるようになれば、見捨てられる不安に悩むことは減るでしょう。

依存症では、「依存は依存して治す」といわれます。ひとつにしがみついているから依存なのであり、しがみついているものがたくさんになれば、次第に依存ではなくなるのです。

いずれにしても、大切なのは、**ひとつの絆ではなく複数の絆をもつこと**。そのことにより、寂しさと孤独感を弱めることができるでしょう。

「練習その2」いろいろな人とつき合う

寂しさと孤独感を抱えている人たちは、親しくなったすべての相手とニコイチの関係を望んでしまいがちです。それ以外のつき合い方があることを、実感としてわかっていないのです。

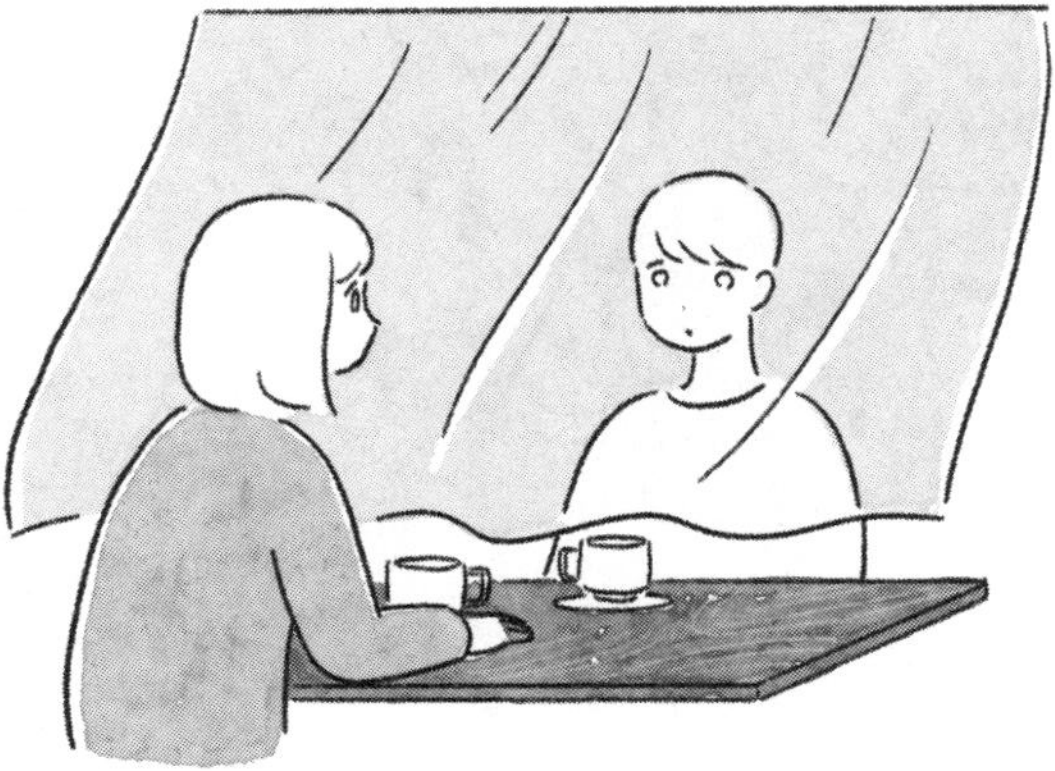

見えないベールで、境界線をつくる

練習の「その2」では、いろいろな人とつき合って、距離のとり方の「実地訓練」をおこないましょう。

たとえば、趣味の集まりやお稽古ごとの教室などで知り合った人たちなどとも、つき合ってみます。喫茶店などで向かい合って座っているときなど、自分と相手の間に目に見えないベールがあると実感をもってイメージしましょう。そのベールが、自分が相手の境界線を破壊することも、相手から自分の境界線を破壊されることも、防いでくれます。

踏み込みすぎない、親しくなりすぎない。つまり、ほどほどの礼儀正しさを心がけることになります。

レストランで話がはずんで、場所を変えて飲みにいきたくなることもあるかもしれません。でも、あえて断わる勇気をもつことです。境界線と自分軸を保つために「じゃあ、またね」と別れるのです。

帰り道、ひとりで電車に乗るときに、物足りなさや寂しさを感じるかもしれません。でも、スマートにさっと切りあげられたことに、「やったね！」と心の中でつぶやきましょう。そして、その誇らしさと、ちょっと寂しいけれど、べったりしない関係の気楽さを味わうのです。

帰宅後は、ちょっと寂しいあなたを、ひとり遊びの時間が待っています。

練習「その2」をいろいろな人とやっているうちに、徐々に、ほどよい距離を保った、ちょっと寂しい感じに心地よさを感じられるようになります。

感情コントロールが苦手な自分とのつき合い方

怒りの背景には、恐怖と悲しみがある

第3章で、多くの発達性トラウマを抱えている人は親しい人に怒りをぶつけることがある、とお話ししましたが、これは対人関係の大きな悩みになります。

「ふつうは、そんなことでは腹を立てないよね」というようなことに突然、怒りを爆発させるのですから、大切な人が去っていくのも無理はないかもしれません。

そして、さらに痛ましいことに、感情をコントロールできなかった本人はそのあと、ひどい自己嫌悪に陥ってしまいます。

では、発達性トラウマの人はなぜ、たいしたことでもないはずのことに、はげ

しく反応してしまうのでしょう。

ちょっとした言葉が、心の奥底に凍結保存されている発達性トラウマを刺激することがあるためです。たとえば、出口とは反対方向へ行きそうになって、一緒にいた相手に「すっごい、方向音痴！」とからかわれたとします。ふつうなら、一緒になって笑って、終わりでしょう。

ところが、そのひと言が、子どものころに親から「何をやらせてもダメな子」と言われつづけてきたトラウマを刺激すると、いまの言葉と過去のつらい記憶が即座にリンクして、瞬間的に怒りが噴きだしてしまうのです。

怒りの背景には、未完了のままの恐怖反応と、そして、未解決の深い悲しみと苦しみが横たわっています。

その怒りはまた、自尊心や自己肯定感の欠如の表れでもあります。自分は見下げた人間だ、価値のない人間だというマイナスの思い込みにつきまとわれているため、相手のちょっとした物言いも自分の人格を否定されたように感じられて、過去の体験が呼びおこされて怒りだすというわけです。

もし、あなたが怒りを爆発させてしまうとしても、そのことで自分を決して責めないでください。

自分を責めれば責めるほど、感情をコントロールするのがむずかしくなります。まずは、怒りをコントロールできない自分を「そうか、トラウマのせいだったんだ」と認めましょう。

怒りのコントロールができないのは、自己否定感の強さが心の根っこにあるからです。自分を責めるたびに、自己肯定感がさらに弱くなり、ますます感情のコントロールができなくなってしまうでしょう。

自尊心や自己肯定感をもつためにも、**自分を責めたり、自己嫌悪に陥ったりしないで、カッとなりやすいことも含めて、「そういう自分なんだ」「そうなんだ」とありのままの自分を受け入れましょう。**

「深呼吸」は怒りを鎮めるお守り

カッと怒りそうになったときのために、怒りを抑える方法もお伝えします。

いちばん手軽で大きな効果を発揮するのが、深呼吸です。「カッとしたら、深呼吸」を口グセにしておきましょう。深く息を吸って、ゆっくりと吐くことで、神経を呼吸に集中させることができ、意識を怒りの対象から切り離せるのです。

ポイントは、吐く息は細く長く時間をかけること。息を吐くときに、副交感神経が優位に働きますので、よりリラックスできます。

視線を、相手からほかのものへ移す方法も効果があります。

相手の言葉に、頭に血がのぼりそうになった瞬間に、相手から視線をはずして、相手の近くにあるものを見るのです。背後の窓からの景色でも、壁の絵でも、何でもかまいません。それだけでも、かなり気を鎮められるはず。

それでもまだ、カッカしているようなら、思いをめぐらせましょう。「いい天気だな。週末はピクニックに行こうかな」とか、「気がつかなかったけど、あの絵、ゴッホには珍しい静物画だ」とか、窓の外や壁の絵について思いをめぐらすのです。このように視線を相手からそらし、あるいは、思いをめぐらすことで、怒りの対象を自分の意識から遠ざけ、距離をおくことができます。

怒りを抑える方法を知っておくだけで、お守りをもっているような安心感がありますし、実際、怒りをコントロールする効果も高いのです。「自分でもこんなことで怒るのは変だな」と感じるときなどは、大いに活用してください。

また、**怒りが噴出してしまうのは、潜在意識の中に「苦しい、悲しい、つらい」といったマイナスの感情が渦巻いているからです。**その感情に気づき、なぐさめることで、怒りが静まります。これは根本的に「怒りを消す」ためのアプローチにもなります。

怒りは自然にわいてくる感情です。嫌なことを相手にされたら、怒るのは当然

ですし、もし怒れないとしたら、それも問題でしょう。**怒りを悪者扱いしないこ**
とも大切なのです。

また、トラウマが癒やされていくと、それにともなって思い込みが柔軟になり、自己肯定感が高まります。それにつれて怒りを穏やかに出せるようになり、突然、爆発する怒り方はしだいに消えていくことでしょう。

トラウマの乗り越え方については、第5章で詳しくあつかいますので、期待していてくださいね。

立ち直りには「本音を出す」作業が欠かせない

本音を言えないと自分の心が満たされない

発達性トラウマを抱えている人の中には、相手とニコイチに重なり合わないではいられないタイプとは反対に、親密な関係を避けようとする人がいます。

親密な関係を避ける人も、自尊心や自己肯定感や安全基地をもてず、見捨てられることへの不安につきまとわれている点では「ニコイチ」になりたがる人と、根っこは同じです。

表面的なつき合いはできても、心を開いて、自分をさらけ出すような親密な関係を築けないのです。

自分をさらけ出すには、「これだけは恥ずかしくて他人には言えない本音」や、「隠しもっている深いレベルでの本音」を言わなければなりません。ところが、このタイプの人たちは恋人や配偶者にさえ本音を言おうとしないし、言えないでいます。

自尊心や自己肯定感がないため、「実は……」と本音を言って自分をさらけ出したら、相手に嫌われるかもしれない、バカにされるかもしれない、見捨てられるかもしれないと、不安でならないのです。

そもそも、本音を言うことに慣れていないのが、多くの発達性トラウマの人たちの特徴です。子どものころから、支配的で、強圧的な親や兄弟、教師の元で生き延びてきたのです。本音は封じ込めて、相手の顔色をうかがいながら、相手の意向にそった言動に終始しなければならなかった――。そのため、本音を言う習慣がないし、本音を言うことに慣れていません。

でも、おたがいに本音をぶつけ、自分をさらけ出し、認め合う関係こそが、恋人や配偶者、あるいは親友との好ましい関係です。
それができなければ、相手は自分のことを本当に好きでいてくれているのかどうか確信がもてませんし、一緒にいても親密さを感じられないことに物足りなさや、もどかしさを覚えることでしょう。

本音を言えないと自分自身の心も、満足できません。

親友や、恋人などと一緒にいて、心からくつろげるのは、ありのままの自分を安心して出せるためなのに、それができないのですから、何のためにつき合っているのかわかりません。心の底から楽しいとは感じられないはずです。

嫌なことなど相手に言ったことがないのに、なぜか恋人や友だちが去っていってしまう。そんなつらい経験をくりかえしているとしたら、それは「嫌なこと」を含め、あなたが本音を言えなかったためかもしれません。
もし好きな相手と、親密で、心なごむ関係を築きたいのなら、**本音を出してみ**

ることがそのスタートです。本音を言うのは、それに慣れていない人にとっては、自分の心を丸裸にするような、恥ずかしさや恐怖感をともなう行為かもしれません。

しかし、隠さず本音を吐き出すことは、自分を認めて、許すための第一歩であり、そのため、心に傷を負っているあらゆる人たちにとって、その傷を癒やすうえで、きわめて重要なこととなるのです。

他人を信じられない、自分を大切にできない、自分に自信がもてない、孤独で寂しい、見捨てられる不安が強い、本音が言えない、などの人間関係の悩みから回復するために必要なのが、「正直な思いを安心して話せる仲間と居場所」があることなのです。

本音を口に出して「そうなんだ」と受け入れてもらえるようになることで、多くの人たちが立ち直っていきます。

とにかく言葉にしてみよう

自分の思ったこと感じたことを、「こうしてほしい」「こうされるのは嫌」と相手に向かって、しっかりと言葉に出せるようになるために、頭に入れておきたいことがあります。

それは、「とにかく言葉に出さないことには、自分の気持ちや思いを相手に伝えることはできない」という当たり前のことです。

話すことが苦手であれば、メモでもメールでも、人伝てでもいいのです。

本音を言わずに、相手に「察してほしい」「わかってほしい」と願う人もいますが、その裏には、たとえば、「寂しい」と本音を告げることで、相手からうるさがられたり、わがままな人間だと思われ、相手から嫌われることを恐れている心がひそんでいるのです。

しかし、よほど勘のいい人でなければ、相手の心を察することはできません。

わかってもらえない状態が続けば、相手を心の中で責めているうちに、被害者意識が膨れあがるという、不自然な心の状態にも陥ってしまうでしょう。

「寂しい」というのが本音なら、思いきって口に出しましょう。

それをきっかけに、話し合いができるはずです。「わかった、何とかしよう」などという言葉を相手から引き出せるかもしれませんし、話すことで、あなたのほうが「仕方ないか、少しがまんしよう」という気持ちになるかもしれません。

そういったやりとりの中で、ふたりはより深く理解し合い、心を寄せ合うことができます。たとえそのとき、多少、険悪な雰囲気になったとしても、ケンカになったとしても本音を言い合えたことで、そのあともっと親密になれるはずです。

また、本音を言う弱さを出すから人は人に助けてもらえるのです。

ひとつ本音を言うことで、ひとつわだかまりが減る。それは自分の心を自然に保つことになり、つき合っている相手にとっても喜ばしいことのはずです。

本音を言ったことで、万一、相手があなたを嫌うのだったら、その人はそれだけの器でしかないということです。本音を隠さなければつき合えない相手であれば、それはあなたの恋人として、また、友人として相性が合わないということでしょう。

他人との向き合い方を知ったうえで、最後の第5章では、ここまで抱えてきた「発達性トラウマの手放し方」についてお伝えしていきます。

第 5 章

自分の人生を取り戻すために

発達性トラウマとどう向き合うか

心の傷から自由になるために大事なこと

事実を引き受け、それを手放す

人間関係がうまくいかなくて孤独な私、ちっぽけで無力で、つまらない私、怒りを人前で爆発させる恥ずかしい私……。

このようにマイナスのセルフイメージしかもてなくて、生きづらさばかり感じられるのもすべて、子どものころにまわりの人から受けたトラウマが原因だった！　もし、そう気づいたとき、あなたならどのような気持ちになるでしょう。

トラウマを与えた人間への怒りと憎しみで吐き気がしてくるかもしれません。

「私の人生を返してよ！」と、大声で叫びたくなるかもしれません。

このような思いや感情がわいてきたとしても、否定したり、無理に抑圧しようとすれば、かえって苦しくなります。

とはいえ、いつまでもこういった感情にとらわれていることは、苦しみやつらさを長引かせることになります。

あなたはすでに長い年月、自分の抱えているトラウマの重みに耐えてきたのですから、もうこれ以上、耐える必要はありません。過去のトラウマを抱えつづけて、苦しい生き方をすることはないのです。

耐えることも、抱えることも、そして、恨み、つらみ、怒りといった感情に振り回されることも、そろそろ過去のトラウマと一緒に手放すときかもしれません。

これまで抱えてきた重たい荷物を手放して、そこから立ち去りましょう。

このとき、トラウマを与えた人間やその経験を責めたくなるのは、いまだ

「……してもらいたい」という気持ちにとらわれているためです。相手を責めるのではなく、「相手はそういう人間なんだ。世の中は、そういうものなんだ」と事実を引き受け、それを「もういい、もう必要ない」と手放してみましょう。

もちろん、過去の自分を責めたりしないこと。子どもだったあなたは、そのとき何も知らず何もわからず、そうするしかほかに道はなかったのですから。なので、苦しかった自分の過去を思いきってポンと手放します。

トラウマにまつわるものは、親でも捨てていい

過去のトラウマも、恨みも、つらみも、怒りも、後悔の念もすべて手放すということは、自分からそれらを切り離して、ゴミ箱に入れて捨て去ることにほかなりません。

実際におこなうのはとてもむずかしいことではありますが、私が担当している患者さんのM子さんは、それを見事にやってのけました。

M子さんは繊細で感受性の強い、心のやさしい女性です。それに対して彼女の母親は鈍感なところのある、キツイ性格でした。M子さんが物心つくころから、「器量が悪い」「面白味のない子だ」などと、M子さんに対して平気で言っていたのです。

M子さん自身も母親の言葉をそのまま鵜呑みにして、自分は器量が悪くて、誰にもふりむかれない、面白味のない人間だと、ずっと思い込んでいました。

母親のきつい言葉はM子さんが高校を卒業したあとも続きました。あるとき、体調が悪くて会社を休もうとしたM子さんに、母親は「おまえは卑怯な人間だ」と言いはなったのです。M子さんは、「私は卑怯な人間だから、会社を休むことなどできない」と、薬を飲んででも会社に向かいました。

M子さんはカウンセリングによって、この「毒親」の支配から、ようやく抜けだしました。

自分がいま感じているつらさや苦しみの源が、幼いころからの母親との関係にあったこと、そして、心の奥底に閉じ込めて蓋をしていた怒りや悲しみといった負の感情にあったことを知ったのです。

「お母さんは私を愛していない、これまで一度として私を愛したことはない」

この事実に気づき、それを自分の中で認め、そしてカウンセリングの場で他人に話したとき、M子さんは心がふっと軽くなるのを覚えました。生まれてはじめての感覚でした。そのあと、温かなものが体を流れるのを感じたといいます。

「器量が悪い」「面白味がない」。母親に刷り込まれ、自分でも思い込んでいたことの言葉も自分から切り離して、「自分のものではないので、捨てちゃいました」とM子さんは言ったのです。

グサリと刺すような心の痛みも、「あんたは男を見る目がない」「まともな結婚なんかできるわけがない」と言われたときの嫌悪感も、母親の前でいつもビクビクしていた情けない自分の姿も、「お母さんなんか死んじゃえばいい」と思ったことへの深い罪悪感も、M子さんはつぎつぎと自分から切り離し、手放し、捨てていきました。

こうして過去のトラウマから解放されたM子さんは、いま、母親の元を離れて暮らしています。経済的にはギリギリの生活ですが、前よりもイキイキとしています。

秋には、地面を這う雑草の小さな葉が真っ赤に色づくことを、目を輝かせながら私に教えてくれたりします。

過去のトラウマや悲しい思いや恨めしい気持ちなどをつぎつぎに切り離し、手放してきたM子さんは、自然を愛でたり、食べものの微妙な味の違いを楽しんだりして、本来の自分がもっていた繊細な感性や豊かな感受性を発揮できるようになったのです。

M子さんは手放す作業の仕上げとして、母親の家を出ました。

親への愛着も、考え方も、過去の記憶も手放し、さらに経済的にも物理的にも独立したのです。独立するためには、周囲からの多くの援助が必要でしたが、自分でできることはどんどんやっていきました。

発達性トラウマから完全に解放されるためには、M子さんのように、何もかも出し尽くしトラウマを与えてきた相手と自分を切り離し、心理的、経済的、物理的に自由になる必要があるのです。

トラウマの原因となる人を「切り離す」方法

「自分は自分、人は人」で考えてみよう

過干渉で、自己中心的な母親に育てられたS子さんもまた、母親の束縛から逃れるために、家を出たひとりです。

住所は教えませんでしたが、母親はS子さんの携帯に電話をかけてきては、「この親不孝者！　私を捨てて出ていくなんて！」とわめいたといいます。

S子さんは母親の電話を非通知に設定しました。母親の家に顔を出すこともしない、住所も教えない、電話にも出ないなど、母親とのいっさいの接触を断ったのです。

過去のトラウマを手放すには、S子さんのようにいったんは加害者である母親を自分の人生からすべて切り離して自由になることも必要です。

避けるもよし、逃げるもよし、引くもよし、とにかく物理的に離れることです。それを実現するには、自分の強い覚悟と実践、そして、周囲の手助けが必要となります。

いざ、相手を切り捨てようと決意すると、「もしかしたら、心を入れ替えてくれるかもしれない」などという、淡い期待が頭をもたげてくるかもしれません。でも、20年も30年も変わらなかった人間が、いまさら変わるわけがありません。人はこちらの思い通りにはならないし、こちらが望むようには変わってくれません。和解の可能性といった幻想は、手放したほうがよいのです。

トラウマを受けた相手を切り離すとき大変なのは、情が絡んでくることです。とくに、母親や父親、兄弟などの家族は、いい思い出もたくさんあり、そのことがあなたを躊躇させるかもしれません。

虐待をくりかえした親でも、親は親。自分を生んで、曲がりなりにも育ててくれた恩人です。その親を切り離し、切り捨てることに、罪悪感を覚えるかもしれませんが、親にもうこれ以上、傷つけられ支配される必要はありません。報恩や感謝の気持ちは胸にしまったまま、親や家族を手放すことはできるのです。

哲学者のアドラーは、「課題の分離」（自分の課題と他者の課題を分離すること）が必要だと言いました。「自分は自分、母は母」「別の人間、別の人生」。そう割りきるということです。

自分が手放すことで、相手は傷つき、悲しむかもしれません。でも、それは相手の課題であり、あなたの課題ではありません。あなたがかわりに背負う課題ではないのです。この割りきりができたとき、あなたはあなたをがんじがらめにしてきた、見えない鎖から解放されて、自由に自分の人生を歩むことができるようになります。

まずは自分を肯定することの大切さ

相手を切り離し手放すときは、「自分は絶対悪くない」と、いったんまず自分自身を全面肯定してください。

自分を肯定することは、他者を肯定することにつながります。自分をリスペクトできれば、相手もリスペクトできます。リスペクトとは相手を、人格をもった「個」として尊重するという意味です。相手が人格をもった「個」であれば、自分自身もまたリスペクトできる「個」だといえます。

相手も自分も「個」としてリスペクトできたとき、「相手は相手、自分は自分」という課題の分離が、自然とできています。

「お母さんは悪そのもの、それでもいいや」そう突き放すことは、リスペクトでもあるのです。

他者をリスペクトするには、まず自分自身を全面的に肯定して、リスペクトしないことには始まりません。そして、自分自身を肯定してリスペクトするには、自分自身を許し、認め、ありのままの自分を隠さず出す勇気が欠かせないのです。

さらに、親に対して「ネガティブな感情」がわきあがってきても、それを決して否定しないでください。「そんなこと思ってはいけない」などと気持ちを抑え込んでしまえば、思いの行き場がなくなってしまいます。

抑えずにネガティブな思いを出し尽くせば、思いもしなかったポジティブな気持ちがわいてくるはずです。

許せる自分、肯定できる自分であれば、人に隠さず表に出すこともできるようになります。ありのままの自分であることが、悲惨な過去やトラウマを乗り越えて生きていくことにつながるのです。

「ジャッジをしない」だけで、世界は変わっていく

トラウマ治療では「ジャッジをしない」が鉄則

発達性トラウマの人のほとんどが、自分自身を否定的にしかとらえられないでいます。自分の能力や性格から始まって、考え方や感じ方、これまでの人生も、そして、自分の命にすら、否定的になっているのです。

自分のことを否定的にしか見られないことが、トラウマを抱えている人の苦しみであり、悲しみです。そして、**自分のことを否定的にしか見られない状態から脱するには、「ジャッジしないこと」から始める必要があります。**

とくに発達性トラウマを抱えて、「いい子」を演じながら育った人たちは、完

璧主義などの「ジャッジ」につながる考え方の枠をもっていることが多いので、注意が必要です。

ジャッジすることは、善か悪か、全か無かなどの二元論的な判断を下すことにほかならず、しかも、それは「べき思考」を引き寄せることになります。

自分について何をジャッジするにしても、「自分のそこが悪い」とか「自分のそこが欠点」となりかねません。そして、欠点をなんとか改善しなければと思うときに、「べき思考」が現れます。たとえば「私は弱い人間だ。強くなるべきだ」というふうに。

努力目標を掲げるのは、前向きでよいことだと思われるかもしれませんが、「～すべき」と考えても、考えた通りにはまずいかないものです。失敗すれば、「またダメだった」と自分に失望し、自分を否定して、トラウマの傷口をさらに押し広げることになるのです。

そもそも「べき思考」の多くは、それができていない自分を否定することから始まります。心の底からわきあがる自然な思考とはいえないものなのです。そのような「べき思考」に陥らないためにも、ジャッジはしないことです。

また、人は自分からジャッジしない、相手から、ジャッジされないときのほうが、行動を変えやすいのです。


トラウマを乗り越えるには、自分を認め、受け入れ、手放すことが重要です。「ひがみっぽくて、嫉妬深い自分」をジャッジしようとするから、認めることも、受け入れることも、手放すこともできなくなります。

ひがみっぽくて、嫉妬深い自分に気づいたときには、「私って、そうなんだ」と思うところから始めましょう。そして、そんな自分を受け入れ認めて、「でも、もう必要ありません」と手放すのです。

自分から出てくる思考や感情や感覚を勝手に自分でジャッジしないこと。素直に受け入れ、出してみること。

過去のトラウマを乗り越えたいと願っている人にとって、このことは鉄則です。

人や物、イメージの中に安全基地をつくる方法

安全基地は大人になってからもつくれる

「正直な思いを安心して話せる人と居場所」。つまり自分にとっての安全基地があるかないかは、その子どもの心のあり方やその後の人格形成に大きな影響を及ぼします。

母親や父親に深く愛され、守られているという安心感の中で育った子どもたち、つまり、安全基地をもてた子どもたちは、自尊心や自己肯定感や基本的信頼感を自然に育てられますし、信頼に満ちた好ましい人間関係をつくる能力も身につけ

られます。

いっぽう、発達性トラウマを抱えた人たちの大半が、安全基地をもたないまま、大人になっています。そのため、自己肯定感や基本的信頼感がもてず、他者との関係をうまく築けない悩みを抱えながら生きているのです。

発達性トラウマの人たちが、もし自分にとっての安全基地さえ見つけられれば、人間関係の悩みからも、そして、トラウマからも解放されるでしょう。少なくとも、解放に向けて大きな一歩を踏みだすことになるはずです。

幸い、安全基地は大人になってからもつくれます。大人にとって、もっとも堅固な安全基地となりえるのが、自分にとって信頼できる人や本やキャラクター、そして何よりも神や仏などの見えない存在です。

また、全く会ったこともない人物であったとしても、その著書や講演などで出会い信頼の絆を結ぶことは可能です。その人たちを頼るのも方法でしょう。

安全基地の中で、子どものころ与えられなかった、愛されている、大切にされているという深い満足感と安心感を知ったとき、傷ついた心が少しずつ癒やされ、なぐさめられて、発達性トラウマが知らず知らずのうちに解放されていきます。

さらに、自尊心や自己肯定感や基本的信頼感も生まれ、自己実現に向けて生きていけるのです。

安全基地の存在はトラウマからの解放のために、もうひとつ大事な役割を果たしてくれます。発達性トラウマが引き起こすさまざまな問題や悩みは、外へ吐きだされることなく溜め込まれた、凍結保存の記憶が深く関係しています。

トラウマ記憶を自然に解凍できるような安全基地があったなら、問題や悩みの元にはならなかったはずなのです。

深い信頼関係で結ばれた存在ができたのなら、これまでしまい込み、溜め込んできた、幼いころからのたくさんのトラウマ記憶をゆっくり解放できるかもしれ

ません。

怒りや不安、恐怖、寂しさ、苦しみ、恥ずかしさ……。さまざまなネガティブな感情を外へ吐きだすことが、トラウマを乗り越えるためには必要不可欠なプロセスです。

もし、凍結保存されていたトラウマ記憶をとり出し、安全基地の中で解凍し、処理できたら、そのトラウマからは解放されるでしょう。

叱る、否定する、支配する人からは、離れていい

一緒にいるだけでホッとできて、緊張がほどけてきて、心がなごみ、くつろげる。そんな心理的に安全な人に出会えたら、ゆっくり親交を深めましょう。徐々におたがいに本音で話せるようになれます。そうなったときに、あなたの心を傷つけてきたトラウマについて少しずつ話してみるとよいでしょう。

このとき、相手があなたの問題や悩みに対して、深く聞きいることなく批判めいたことを言ったり、否定的なコメントをしたり、指示してきたり、お説教を始めたりしたら、その人にはもうそれ以上、打ち明け話はしないことです。

なぜなら、あなたはジャッジされたからです。

相手は「あなたのことを思って、厳しいことをあえて言うけれど……」などと、正論を口にするかもしれませんが、それはたいてい、トラウマ記憶を表面的にジャッジしているだけのことが多いのです。そしてその言葉は、真実をついた、真心から出された言葉でしょうか。

もしそうでなければあなたにトラウマを与えた人間、コントロールしてきた人間と同じようなことをしているわけで、あなたのトラウマを癒やす助けになるどころか、傷口を広げることにさえなりかねません。

あなたの言葉を深く聞いて「叱らず、否定せず、コントロールしようとしない、安心で安全な相手」に、心を打ち明けるのがよいでしょう。

どこでも安全基地になるイメージの描き方

安全基地になってもらえるような人が、ひとりもいない場合もあるでしょう。自分の外に安全基地がもてないのなら、自分の心の中にそれをもつしかありません。

つまり、安心安全な場所を心の中でイメージして、その中に、癒しの動物や樹木、亡くなった先祖、崇めている神仏、いにしえの哲人などにきてもらうのです。イメージに感情や感覚をつけて、しっかり感じることをくりかえしているうちに、思い描いたイメージの中でリラックスして、くつろげるようになります。

感情や感覚をしっかり味わうためにも、漠然としたイメージではなくて、具体的な物とか、時間、場所などを思い描くのがコツです。

大好きなおばあちゃんと一緒に雲の上にぽっかり浮かんでいる、女神さまと一緒に海の底に座って美しい魚たちを眺めている、地平線まで続く一面のポピーの

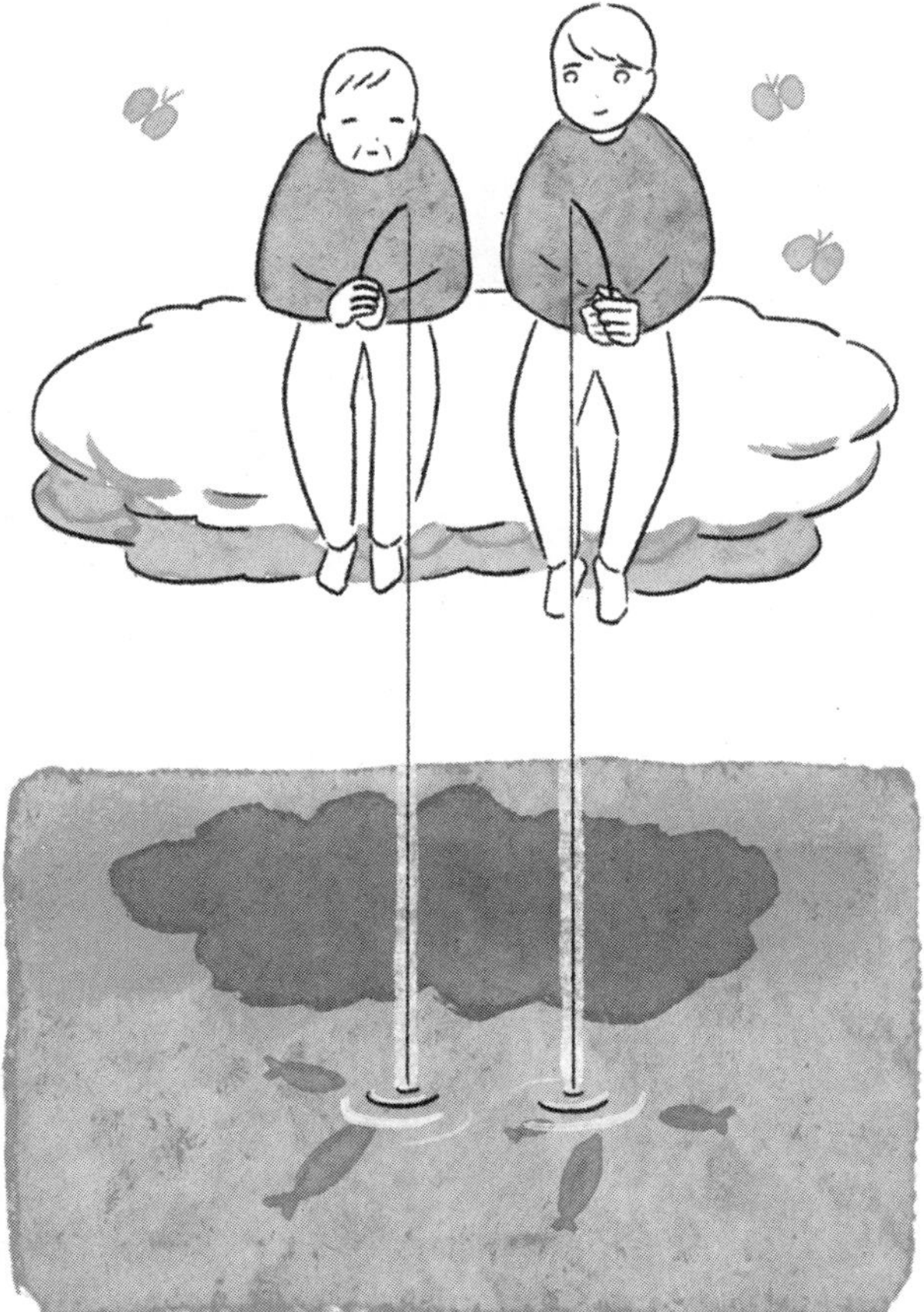

くつろげそうな場所・人を思い描き、安全基地に

お花畑に、亡くなった夫と一緒にたたずんでいる……。あなたがくつろげそうな場所や景色などを安全基地として決めたら、目を閉じ、肩の力を抜いて、その様子をリアルに思い描き、それに集中します。

うまくイメージに集中できないときには、「ああ、くつろいでいないな」という気持ちで雑念をやりすごし、あきらめずにイメージへの集中を続けましょう。

しかし、ネガティブな感情や感覚に支配されてしまっている状態では、このような心の中の作業もむずかしく、何かをイメージするのがどうしてもつらいときもあるでしょう。そんなときは、いい気分になれる身近な物を見て感じるだけでもよいのです。いい気分になれる物をあなたの安心安全な場所にたくさんおき、自然と目に入る環境をつくりましょう。

多くの発達性トラウマの人は、交感神経がつねに過剰に興奮し「高止まり」や「乱高下」の状態にあります。

安全基地に身や心をおくことで、その時間だけでも安らぎが得られます。すると、交感神経の興奮が少し鎮まり、過剰な興奮状態をやわらげることもできるでしょう。

自己肯定感を高め、トラウマから抜け出すステップ

まずは「吐きだす」ことから始める

トラウマから抜け出そうとするときに、決定的な役割を果たすものが、2つあります。ひとつは、心がくつろげる安全基地を確保すること。そして、もうひとつが、自尊心と自己肯定感をもつことです。

では、自尊心・自己肯定感をもつには、どうしたらよいのでしょう。

あなたの中ではさまざまな自分についてのマイナス感情が渦巻いていて、それらが本当の自分を生みだす妨げとなっています。

マイナス感情によって占拠されていて、自己肯定感をもたらすプラスの感情を出すための蓋が開いていないのです。そこで、まずマイナス感情を吐きだしましょう。それを出してから、いいものを入れるのです。

具体的には、その日に感じたマイナス感情を思いだしては吐きだすことを日課にします。

「あんな失礼なことを言った○○さん、大嫌い。△△さんに今日もイライラさせられた。××さんなんか死んじゃえばいい……」

口に出して言ってもいいし、ノートに書きだすのもいいでしょう。

深い悲しみ、怒り、苦しみ、見捨てられ不安など、出てくるマイナスの感情にふれるのは、痛みをともないます。そのため、痛みを感じなくてもすむように、それらから目を背けてきた方もいるでしょう。

マイナスの感情があること自体、自分でも認めたくないし、ましてや口に出して言ったり、ノートに書いたりするなんて、嫌だと思われるかもしれません。

しかし、マイナス感情は自然にわきあがってくるものなので、それを否定して、自分自身に対してウソをつくことはよくありません。

心にマイナス感情があることをジャッジ抜きで、「そうなんだ」と受け入れ、そして吐いて吐いて吐き尽くしましょう。

ところで、発達性トラウマは、過去のマイナス感情が解消されることなく、心の奥深くにしまわれていることが原因でした。その日のマイナス感情を吐きだせたとしても、過去のマイナス感情が手つかずのままでは、トラウマは克服できないのではないかと、思う方もいるでしょう。

実は、**その日のマイナス感情を吐きだすことは、過去のマイナス感情を吐きだすことにつながるのです。**なぜなら、その日のマイナス感情は深いところで、過去のマイナス感情とつながっているからです。

今日のあなたは、過去のあなたが無数に積み重なってできた結果であり、あなたの人格のすべてが、過去とのつながりのうえで成り立っています。

ということは、いまのあなたのマイナス感情もまた、過去のあなたと、そして、過去のあなたのマイナス感情とどこかでつながっているわけです。

ですから、今日のあなたのマイナス感情を吐きだすことは、同時に、芋づる式に過去のあなたのマイナス感情の一部を吐きだすことにもなります。あなたの無意識はあなたがそのとき処理できるマイナス感情を必要なときに、必要なぶんだけ出してくれるので、日々、少しづつマイナスを吐きだしていきましょう。

今日のマイナス感情を吐きだすことで、過去のマイナス感情も知らず知らずのうちに少しずつ解消されていき、そして、自尊心や自己肯定感の元となるプラス感情を出させる心の奥の蓋も少しずつ開いてきます。

心の中にプラス感情、プラス感覚を積み重ねる

マイナス感情を吐きだしたあとは、その感情が入っていた場所に、プラス感情が自然と入るようになります。それは、外側からではなく内側からです。

プラス感情は、自分の気持ちをワクワクさせます。それが楽しく、幸せな気分にしてくれるのです。

好きな作家の本を読む、なつかしい映画を観る、新しく洋服を買って着るなど自分を楽しませることがこれまでより自然にできるようになり、プラス感情が増えていきます。

こうして、プラスの感情、感覚が増えるにつれて、絆ホルモンであるオキシトシン、幸せホルモンであるエンドルフィンや、やる気ホルモンであるドーパミンが大量に出てきます。これらのホルモンの威力はかなりのもので、マイナスに傾いていた感情を一気にプラスに変えることも、ときには可能なほどです。

マイナス感情をプラス感情に変えて、これらのホルモンを分泌させることは、自己肯定感を得るための重要なスイッチとなります。大切なのは、プラス思考よりもプラス感情、プラス感情よりもプラス感覚です。

思考よりも感情や感覚のほうが、人に対してより強く、根元的に、より深く作

用するためです。自己肯定感をもてるようにと思考法を変えてみても、マイナス感情や感覚が噴出したら、その瞬間にプラス思考も吹き飛んでしまいます。

理性や思考は多くの場合、外の世界の価値観の影響を受けます。先に少しふれた「べき思考」などはその典型です。

いっぽうの感情や感覚は、自分の内側から自然に発生するものであり、世間一般の道徳観や価値観では縛ることはできません。その意味で、感情や感覚は自分だけの大切なものなのです。したがって、感情や感覚を大切にするということは、自分自身を大切にすることになり、「いま、ここ」に自分軸をもつことにもなります。まわりに左右されずに、自分を意識することになるのです。

そして、自分自身を大切にできる人は、自分のマイナス感情や感覚の存在を認めることができ、それを隠さず、吐きだすこともできます。さらに、うれしい、楽しい、ワクワクというプラスの感情や感覚を自分の本来のものとして味わうことができるのです。

マイナス感情や感覚を吐きだしたあとにはプラスの感情や感覚をたっぷりと味わえるようになります。そのことが、自尊心や自己肯定感を高めることにつながります。

発達性トラウマを抱える人の中には、「楽しいことが、思いつかない」という人も少なくありません。

子どものころからつらい思いをしてきて、楽しんだり、ワクワクしたりする経験がほとんどなく、自分は楽しんではいけないと思い込んでいるためです。

でも、自分の直感を信じて、好きなスイーツを買って帰るなどの小さな一歩から始めればよいのです。思いついたことをすることを自分に許してあげてください。そうした小さな積み重ねを続けているうちにやがて、自分の直感を楽しめるようになるはずです。

自分の直感を大切にし、ジャッジすることなく味わえば、そのたびに自己肯定感は少しづつ高まっていくことでしょう。

心の中にある自己否定感は、どう手放すか

大事なのは、何をするかではなく「いまの状態」

自己肯定とは、「いま、ここ」にいる自分、つまり、あるがままの自分を認めて、受け入れることでした。

「頑張って何かをしなくてもいい」「これでいい」のです。英語でいえば、何をしているか「do」ではなくて、いまの状態「be」に意識を向けるということですね。

発達性トラウマの多くの人たちの心の中は、ほとんど自己否定の感情でぬりつぶされています。私は恥だ、迷惑だ、罪だ、愛されない、許されない……。この

ような自己否定をこれまでもさんざんくりかえしてきたことでしょう。そして、そういった自分を直そうとして、頑張った時期もあったかもしれません。

でも、そのたびに失敗して自信を失い、ますます自己嫌悪に陥って、自己否定感が強くなってきたのだと思います。

ですから、自分の欠点や弱点、不足や欠陥をことさらあげつらい、責めたてるのは、やめにしましょう。それは本来の自然なあなたの姿ではないし、本来の自分に気がつかないでいて、自らを追いつめるばかりです。

もう一度、くりかえします。欠点や弱点があっても、「そうなんだ」と認めて、受け入れるのです。そして味わったあとは、「もう今の私には必要ない」とすべて手放します。そのとき、欠点のある自分を「つらかったね、頑張ったね」と心の中でねぎらってください。

「そうなんだ」とくりかえし認めて、受け入れ、手放すことで、本来の自分を取り戻したら、心から元気になれるはずです。

「〜したい」「〜なりたい」の気持ちを大切にする

「そうなんだ」と、欠点や弱点やいたらなさも含めて自分を丸ごと受け入れたら、トラウマの解消のためにもう一歩、重要な歩みを進めましょう。

ここから必要なのは、「〜したい」というビジョン（鮮明なイメージと感情・感覚）を出していくこと、本来の自分を出して使っていくことです。

ビジョンとは、遠くに見える「灯台」のようなものです。

「いま、ここ」のあるがままの自分を認めたのはいいけれど、進む先のビジョンがないとしたらどうでしょう。

向かうべき場所も方向もわからず、むやみやたらに動き回るだけです。

人間はどうやら、何らかのビジョンをもっていないと、生きるのがむずかしい動物のようです。ビジョンに向かって自分を使うとき、心が充実して、体まで元気になるものですし、そのビジョンに向かって動くことで達成感や喜びを得られます。

道に迷ったときも、ビジョンさえ見失わなければ、遠回りしてでも、そこにたどりつけます。迷ったときのために、遠くに大きなビジョンを、そして近くに小さなビジョンをもちましょう。

ビジョンは何でもよいですが、ビジョン設定時の言葉の選び方については、ポイントがあります。「きれいにならなきゃ」ではなくて、「きれいになりたい」のほうを大切にします。「〜しなくては」ではなくて、「〜したい」。

つまり、頭で考えた事柄ではなくて、わきあがってくる自分の感情や感覚に従う言葉を選びましょう。

また、人間の心は、あまのじゃくに（ひねくれて）できています。

「頑張ろう」と思うと、頑張れないものなのです。「頑張ろう」の決意が反作用として働いてしまう「タブー（禁忌）の心理」が働くからです。

筋肉と同じで、強く押すと収縮し、やさしく触ると弛緩します。「悩まない」「食べすぎない」と自分に言いきかせると、悩み食べすぎてしまうのです。

ですから、「克服する」では克服できません。「克服したい」という気持ちを大切にして、鮮明でリアルなビジョンをつくりましょう。

トラウマの対象にやってはいけないこと、やりたいこと

臨床経験の中で導きだした「自分を守る方法」

トラウマを少しずつ手放せるようになっていても、世の中には他人の心を傷つける人間がたくさんいます。せっかく回復の途上にあるのに、そのような人間の標的にされては、たまったものではありません。

そこで、「自分自身を守るための心構え」をつくることも大切になります。

アラスカでは、川で鮭釣りをする釣り人に、クマに出合っても、「恐れない、逃げない、餌をやらない」の3つの約束をさせるそうです。

北海道の山登りでも、ヒグマ対策として「クマに出合ったら、荷物をそこに置いて、クマの目を見たまま、うしろ歩きでゆっくりと遠ざかること」「荷物を背負ってクマに背中を見せたり、怖がって逃げるな」と教えられます。

これらのことを踏まえつつ、臨床経験の中で「嫌な人、物、事などを遠ざけ、自分を守る方法」として、私が考えたのはつぎのことです。

★やってはいけないこと

①怖がる、逃げる　②意識する、刺激する　③従う、のみ込まれる　④やり返す、戦う　⑤相手や自分を責める

怖がったり、意識したりしていると、そのことが相手にも伝わり、あなたに心理的、物理的な攻撃をしかけるきっかけとなります。

また、こちらが嫌な相手を責めたりやり返したりすれば、相手と長い間戦うことになり、自分の消耗度が高くなります。相手に従ったり、自分を責めたりすることも、相手の思うつぼになってしまいます。

☆やりたいこと

①自分を強くする：強気になる、「嫌だ」と言う、自分を肯定する、笑い飛ばす、感情を出す

②相手と距離を置く：物理的に離れる、課題を分ける、無視する、気配を消す、安全基地に入る

③現実的になる：状況を分析する、相手を調べる、自分を知る、現実を俯瞰する、相談する

④自分を高める：自然と交わる、感謝する、人のために動く、自分軸を立てる

このように「やりたいこと」「やってはいけないこと」をおこなっても、現実には嫌な人を避けられないことも多いと思います。

そんなときは、あえて「**相手を立てる作戦**」に変更します。相手から逃げず、

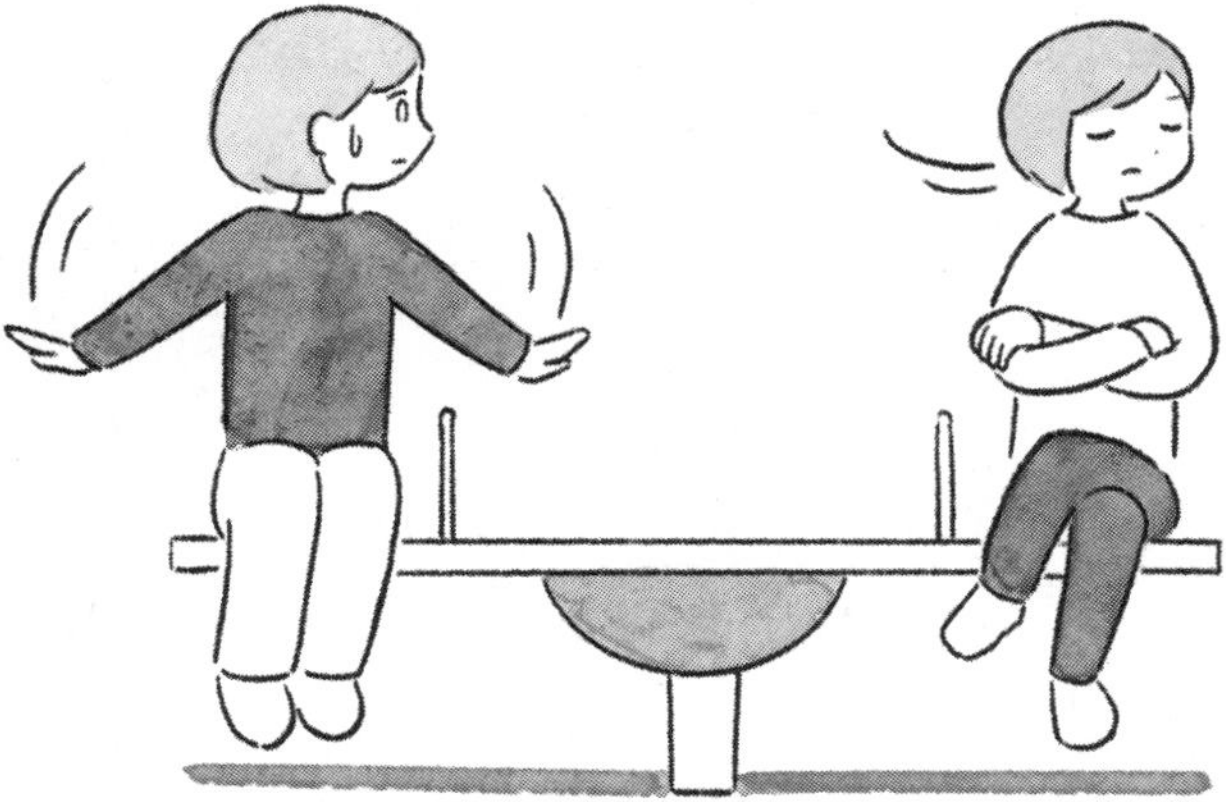

相手を立てつつ、自分も立てられるように

戦わず、「あなたのことが好きです」「あなたと同じです」「あなたの言うとおりです」と相手を立てるのです。**相手を立てたとしても、右記のやりたいことはしっかりやって自分も立てておくのです。頭を下げてはやられてしまいます。**

つまり、相手も立て、自分も立てて勝ち負けなく、WIN・WINでいくのです。そうすることで、おたがいをリスペクト（尊重）しながら両方ともうまくいく方法が考えられるようになります。

WIN・WINでいくためには「土台」ともいうべきものが必要です。それは、自分を肯定できていることです。

そのためには、どんな人であっても、人生や命、人権や価値に違いがあってはならず、尊重される存在であることを知り、その考えを心につねにもっている必要があります。

自己肯定感オーラのすごい効果

夫婦関係によるトラブルに悩む、ある男性が、会社を辞める決心をしました。そのことを話せば、妻が怒りだすことは容易に想像がつきました。でも、自分が本当にやりたいことのために、会社を辞めるのです。新しい仕事も決まっています。

自分はやりたい。その確信と自己肯定とを胸にしっかりと刻んでから、逃げることなく、怖がることもなく、「支配者」である妻と対決したのです。「対決」といっても、淡々と正直に本音を伝えただけです。

妻が案の定わめきだしたときも、黙って聞いていました。妻の存在を意識しないという作戦も立てていたので、妻の暴言にこれまでほどには心をかき乱されることもなかったのです。

話を終えた妻は、リビングから出ていこうとしたとき、突然くるりと身をひるがえしました。その表情は意外にも冷静で、それから「わかった、あんたの好きにしなさい」と言ったそうです。

なぜ、このようなひと言をもらうことができたのでしょう。

それは、ひるむことなく、堂々としていた男性の全身から、「自己肯定感のオーラ」が発散されていて、妻を圧倒していたからだと思われます。

実は男性は、父親から暴力を受ける母親を守って育ち、女性を傷つけてはいけない、大切にしなければいけないという信念を無意識につくりあげていたのです。

そのために、妻にもほかの女性にもやさしく逆らえない男性になり、支配を受けることになったのです。

自分を信じることで、トラウマに打ち勝てたよい例でしょう。

いくつになってもトラウマは手放せる

脳の回路を開くシンプルな方法

子どものころに心理的な暴力、または肉体的暴力を受けつづけると、心だけではなく、脳までもダメージを受けることを、これまで何度かお話ししてきました。

では、ダメージを受けた脳は、もう元には戻らないのでしょうか。

そんなことはありません。


トラウマと深い関係があるとされているのが、「慢性疲労症候群」です。

慢性疲労症候群とは、全身の倦怠感に襲われ、極度の疲労感や微熱などが何カ月も続く症状です。

今では病態が解明され、慢性で過剰なストレス状態で生じるストレス関連物質が脳のバリアーの弱いところから入り込み、脳の免疫細胞を活性化して、神経にダメージを与えることから「筋痛性脳脊髄炎」と呼ばれています。

この慢性疲労症候群の回復に必要なのは、カウンセリングでも薬でもなく、昔ながらの養生（早寝早起き、軽い運動、入浴、健康食）であり、ストレスをなるべく避け、できるだけ好きなことをやって遊ぶことなのです。

たとえ、神経にダメージがあった脳でも、安心安全な環境の中で、頑張りすぎ、我慢しすぎ、自己否定しすぎをやめ、生活習慣を変えることによって回復していきます。


脳の免疫性の慢性炎症によって脳内ネットワークの連動に不具合が生じると、その機能は低下します。

回路を再び開くためには、「過剰なストレスを防ぐ」とよいのです。

安全安心な場所で自由に遊べることで、大人も子どもも「〜しなければ」という建前から解放され、本音であるネガティブな感情や感覚が放出されます。そのあと、心の底からわきあがってくる「〜したい」という本心は、ポジティブなエネルギーとなって体の細胞に影響を及ぼし、脳や心の機能を高めるのに大きな役割を果たします。

DNAから人は変わっていける

DNAはヒトのあらゆる細胞の核内にあって遺伝情報の発現を担い遺伝子を構成しています。その遺伝子の発現の仕方の違いにより、ひとつの受精細胞から200種類以上もの異なる細胞群が生まれます。遺伝子が細胞を、細胞が組織を、組織が生体を変化させているのです。つまり、遺伝子がつくりあげた細胞の集合体が私たち人間なのです。

細胞は、さまざまな物質的な情報を細胞膜から受け取ってDNAを変化させる以外に、生体の持つエネルギー情報にも影響されて変化します。つまり、DNAはこの2つの情報によって変化し、細胞は姿を変えます。

現代の量子物理学は、物質とエネルギーの相互変換の仕組みやスカラー・エネルギーという目に見えない力が、生体調整のあらゆる面に深く影響を与えていることを明らかにしています。この生体エネルギーが、DNAやタンパク質合成を制御し、細胞を変化させ、神経・ホルモン・免疫細胞の成長と機能を制御しています。

人の体は食物によって形づくられ変化していることはよく認識されていますが、思考や想念といった目に見えない生体エネルギーによっても細胞が変化していることは、まだよく知られていません。

ですから、一卵性双生児のように生まれもったDNAは同じでも、食物や思考の違いで遺伝子の翻訳のされ方は変わり、異なった個性をもつようになります。

細胞生物学者のブルース・リプトン博士が主張しているように、信念は細胞を変え人生を変えると、私は信じています。何歳になってもどんな経験をしていても、人はDNAレベルから変わっていけるのです。

自分を変えるために2つの思い込みを手放そう

発達性トラウマの人は「ダメだ、できない」ととっさに思ってしまうことがあります。このように思ってしまうのは、子どものころに受けた「できない」という刷り込みや「ダメだ」という思い込みが原因です。このような小さなころから抱えてきた「ダメだ、できない」の思考や信念は、いまさら変えられるはずはないと思われるかもしれませんが、そんなことはありません。

自分を変えるには、今の生活習慣を変えなければなりません。仕事や生活や遊びを変え、食物や思考を思いきって変える必要があります。泥の中できれいになろうと思っても無理なのです。いったん、外部の影響を遮断し、自分の体に向き合い、体が喜ぶことをいっぱいしてあげることです。

「このまま永遠に変わらない」「自分ではどうすることもできない」という思い込みにとらわれたとき、人は苦痛に耐えられなくなります。このような思い込みにとらわれていては、何も変えられません。思い込みを手放し、自分からわきだしたリアルなビジョンをもって行動することではじめて自分が変わり始めます。これは「出力依存性原理」という神経の基本原理なのです。

自分をポジティブに変えたいのなら、思い込みでいっぱいの頭で考えるのではなく、ネガティブを吐きだしたのちに腹の底から出てくるわきだす思いで、これまでとは違ったことをやってみることです。自分が変われば、まわりを見る目も変わってきて、まわりからもポジティブを受けとれるようになります。そのための第一歩が、長い間自分を支配してきた思い込みを見つけて、認めて、手放すという作業なのです。

人から傷つけられた心は、人との交流の中で癒やす

脳は「ひとりでは生きていけない」ようになっている

人間はほかの動物たちと比べて、特別、足が速いわけではありません。さほど体力があるわけでもなく、鋭い牙や爪をもっているわけでもないのです。なのに、ここまで生き延びてこられたのは、巨大な脳を発達させたからでしょう。

人は巨大化した脳を活用して道具をつくり、火を使いこなして、敵から身を守り、そして、狩猟や農業によって食糧を得てきました。

太古の昔、こういった行動のどれひとつとして、ひとりで成し遂げられることはなく、みんなで知恵をしぼり、相談しながら必要なことを決め、協力して獲物

を追ったり、作物を育てたりしてきたのです。
人間は太古の昔からずっと、共同体という社会を形成して、その中で生き延びてきました。

このように社会生活を営むためには、他者と生きるための社会性が必要となり、その社会性を獲得するために、脳が巨大化していったと考えられます。つまり、**私たちの脳は他者と生きるために大きくなったのであり、そもそもひとりで生きることを前提にはつくられていない**ということです。

他者と生きるために発達させたのが、すでにお話しした「社会性脳」のネットワークです。

社会性脳のネットワークのひとつである共感の回路は、相手を思いやる共感性を担っています。また、相手の気持ちに応えようとしたり、相手に喜んでもらえたら充足感が得られるのも、共感の回路のおかげです。

社会性脳のネットワークにはまた別の回路があります。同調の回路です。

相手の行動を観察している人間の脳の中では、その行動を可能にする回路が活性化しています。たとえば、友だちが皿からチョコレートをとるのを見ていると き、あなたの脳では、あなた自身があたかも皿からチョコレートをとっているかのように、そのための回路が活動しているのです。あなたと相手の脳では、同じ回路が同じように活性化するという、同調という現象が起きています。そして、それを可能にしているのが、相手の行動を「鏡」のように映しとるミラーニューロンという神経細胞の存在です。

私たちは子どものころから、ほとんどすべてのことを、他人のやることをまねることで学んできました。「まねる」ことは「まなぶ」ことなのです。

共感の回路や同調の回路のこのような働きを見るだけでも、人間が他者と深い絆や関わりを保ちながら、他者とともに歩む生きものであることがわかります。脳もまた他者とつながっているのであって、そのもち主である人間同様、ひとりで生きるようにはできていないのです。

心の傷を癒し、回復していくために

私たちの脳が、社会生活を営むために巨大化されたのだとしたら、そして、その脳がひとりで生きるようにはできていないとしたら、**他者によってダメージを受けた脳は、他者と関わり、他者と交流する中で回復するといえます。**

発達性トラウマの人の多くは、トラウマによる不安や恐怖を抱えているために、恐怖の回路である扁桃体がつねに興奮した状態にあります。他人の何気ないひと言で、過度に心配したり、ガッカリしたりするのは、扁桃体がふだんから興奮状態にあるためです。

ここで思い出していただきたいのが、心の理論の回路です。社会性脳のネットワークを構成する5つの回路のうちのひとつで、自分の行動や考え方を客観視する働きをしています。

不安に怯えたり、怒りを覚えたりして、扁桃体が興奮したときに、水をかけて火を消す役割をするのが、前頭前野にある心の理論の回路です。不安や怒りを感じている自分自身を客観的に眺めることで、「なんだ、そんな小さな犬に怯えなくてもいいんだ」とか、「ただのジョークなんだから、怒るほどのことではないんだ」と思い直すことができます。

感情に引きずられる自分を、心の理論の回路が冷静な自分へと引き戻してくれるというわけです。

社会性に関する回路で忘れてはならないのが、脳が意識的な活動をしていないときに活性化するデフォルトモードの回路です。この回路はさまざまなことが自然と頭に浮かんでくる状態のときに働きます。脳が思考から離れ、自分の内側に意識を向けるときに働くのです。

人の意識のありようには3つの様式が知られています。それは「外界に向けて」「内界に向けて」そして「身体に向けて」です。外界（環境認識）と内界（自己内省）を結びつけ、どちらもやりとりしているのが身体（感情感覚）です。

もしこの身体感覚という意識が弱かったらどうなると思いますか。「自分がどう感じているのか」がわからなくなるのです。

他者と健全なコミュニケーションをとるためには、「相手がどう思っているかを知る」共感力も大切ですが、それと同じくらい「自分がどう感じているのか」がわかっていることが重要です。

いつでも他人軸で考え、自分軸を置き去りにしていれば、相手に依存したり相手に従ったりする関係となります。これは、よい人間関係ではない……ということは、これまでにお伝えしてきたとおりです。

ここまでお話ししてきた社会性脳の回路をつなげておくためには、安心安全な環境でストレスなくこれらのネットワークを使用する必要があり、そのためには、好ましい他者とつき合うことが欠かせません。

人間の悩みやストレスのほとんどは、人間関係によるものです。発達性トラウマもまた、人間関係における歪みが生み出した「人生の課題」だといえます。

そのように、人は、他人によって傷つけられてもなお他人を求めずにはいられません。他者に傷つけられ、発達性トラウマを抱えている人でも、いえ、トラウマを抱えているからこそ、その癒しのために他人と心がふれあうことを求めつづけているのです。

それは、人間が社会的生きものであり、ひとりで生きるようにはできていないからです。

不安だな、怖いな、しり込みしちゃうな……。その気持ちはよくわかります。でも、ひとりで生きるようにはできていない脳を鍛え、そして、その脳を喜ばせるためには、安心感と喜びの源泉ともなる好ましい人間関係の中へ少しの勇気と積極性をもって、足を踏み入れてはどうでしょう。

トラウマのない人間などいません。ほとんどの人が育ちの中で何らかの傷を心に負い、癒されているのです。

でも、いまだ回復できない心の傷があるとき、人は他者を求め、他者との交流の中で、その傷を癒やすことができます。

最後に、もうひとつ、忘れてはならない心の傷の癒し方を確認して終わります。

それは、外界（認識）でも内界（内省）でもなく、身体（感覚）に意識を向け、それを「認め、受け入れ、手放す」。

自分自身との交流が大切です。

発達性トラウマの概念は、精神疾患の分類と診断の手引きである『DSM-5』では提唱されたものの採用されず、WHOが作成した『ICD-11』において、類似する概念として複雑性心的外傷後ストレス障害（C-PTSD）が登場しました。

発達性トラウマでは、自分や人や世界への信頼感が損なわれ、あらゆるものに危険を感じ、「見捨てられ不安」と「接近性の回避」が混在して、人との距離がうまくとれなくなります。「気分変動」「記憶断裂」「時間混乱」「フラッシュバック」「慢性疼痛」「希死念慮」などの症状が特徴とされ、子どもでは「癇癪《かんしゃく》の爆発」、成人女性では「月経前不快気分障害」、成人では双極性障害Ⅱ型（軽く短い躁と深く長いうつのくりかえし）に似た状態が起きてきます。薬のみではなかなか改善できず、少量処方や漢方薬やトラウマ治療の組み合わせが有効とされています。

トラウマ体験とは、「極度の脅威や恐怖を伴い」「逃れることがむずかしく」「強烈な単発か反復的な出来事」である逆境体験を指します。それには非日常的な極端な体験ばかりでなく、長期間にわたる家庭内暴力、反復的な虐待なども含まれますが、これらに限定されるわけではありません。

通常、発達性トラウマを抱える方には、敏感気質や神経発達症の素因が認められ、注意欠如・多動症、自閉スペクトラム症、学習症などの症状が、程度の差はあれ混在します。これらの病態では、脳の免疫的炎症の結果として、器質的・機能的変化や脳機能の凸凹が潜在しており、敏感気質、神経発達症、愛着障害などの混在を視野にいれての対応が必要です。

発達性トラウマでは、私は「恥で迷惑だ」「必要とされない」「助けてもらえない」「自己主張してはいけない」「いい人でなければいけない」などの負の思い込みが根強く心の根っこに巣くっています。「虐待やネグレクト」「否定されながらの成長」「逆境体験」「愛着障害」「思い込みや刷り込み」「自責や自罰」などがあると、つらい症状を「治したい」「無くしたい」など願いながらも、治療に効果のでない人がいます。何度もくりかえし同じことで失敗してしまったり、問題に対して心理的に逆のことをしてしまったりします。

回復に必要なのは、自分のことを「わかってくれ」「尊重してくれ」「安心して話せ」「失敗しても許される」自分の味方だと思える人や場所です。一定期間、「自分を怒らない人」「否定しない人」「自分のことを好いてくれる人」「受け入れてくれる人」の中にいて、「人のためにならなくてもいい」「やらなくたっていい」「自分勝手になっていい」などと自分を甘やかしてみることが必要です。「自分の特性のままでもできること」「人に喜んでもらえること」をやったら、心の居場所が決まり回復につながります。

青春文庫

他人《ひと》にも自分《じぶん》にも やさしくなりたいあなたへ

人間関係《にんげんかんけい》のモヤモヤから 抜《ぬ》け出《だ》し、ラクに生《い》きる方法《ほうほう》

2022年 9月20日 第1刷

著　者　長沼《ながぬま》睦雄《むつお》

発行者　小澤源太郎

責任編集　株式会社プライム涌光

発行所　株式会社青春出版社

〒162-0056　東京都新宿区若松町 12-1

電話 03-3203-2850（編集部）

03-3207-1916（営業部）

振替番号　00190-7-98602

印刷／中央精版印刷

製本／フォーネット社

ISBN 978-4-413-29812-4